Caroline Oblasser

Leg dich nieder!

Das freie Wochenbett: Methode mit Stillen, Schlafen und Co

edition riedenburg

Bibliografische Information der Deutschen Nationalbibliothek
Die Deutsche Nationalbibliothek verzeichnet diese Publikation in der Deutschen Nationalbibliografie; detaillierte bibliografische Daten sind im Internet über http://dnb.d-nb.de abrufbar.

Besonderer Hinweis

Das vorliegende Buch wurde sorgfältig erarbeitet. Dennoch erfolgen alle Angaben ohne Gewähr, zumal auch zahlreiche subjektive Erinnerungen und persönliche Erfahrungen geschildert werden, die sich nicht verallgemeinern lassen. Weder Autorin noch Verlag können für eventuelle Nachteile oder Schäden, die aus den im Buch vorliegenden Informationen resultieren, eine Haftung übernehmen. Befragen Sie im Zweifelsfall bitte Hebamme, Stillberaterin, Ärztin/Arzt, ApothekerIn oder TherapeutIn.

Dieses Buch enthält eingetragene Warenzeichen, Handelsnamen und Gebrauchsmarken. Wenn diese nicht als solche gekennzeichnet sein sollten, so gelten trotzdem die entsprechenden Bestimmungen.

Die Personen der Kurzgeschichten sind frei erfunden. Übereinstimmungen mit lebenden oder verstorbenen Personen sind rein zufällig und nicht beabsichtigt.

1. Auflage September 2013
© 2013 edition riedenburg
Verlagsanschrift Anton-Hochmuth-Straße 8, 5020 Salzburg, Österreich
Internet www.editionriedenburg.at
E-Mail verlag@editionriedenburg.at

Lektorat Dr. phil. Heike Wolter, Regensburg
Fachlektorat Anna Rockel-Loenhoff, Unna

Satz und Layout edition riedenburg
Illustrationen Frau mit Kind+Ornamente Cover/Innenteil © pim – Fotolia.com
Fotos © edition riedenburg
Herstellung Books on Demand GmbH, Norderstedt

ISBN 978-3-902943-07-1

Was dich in diesem Buch erwartet:

Was fühlst du in dir, wenn du das Wort „Mama" hörst?

Welches Verhältnis hast du zu deiner eigenen Mutter?

Willkommen in der Mutterschaft!

Du hast dir dieses Buch gekauft oder es geschenkt bekommen. Warum eigentlich? Bist du vielleicht gerade Mutter geworden oder hast es in Zukunft vor? Herzlich willkommen beim größten Abenteuer des Lebens, das da heißt: Familiengründung. Nach der Vervielfältigung deines Erbgutes ist einiges anders als vorher. Wenn du es bis jetzt ordentlich hast krachen lassen, dann ist nun wohl ein etwas anderer Rhythmus angesagt. Nämlich der von Mama und Baby, von Stillen und Schlafen, von Erkunden und Orientieren. Vergiss Uhrzeiten und Termine und lass dich ein auf die Mission „Aufbruch ins Mutterland“.

Ich möchte dich einladen, deinen diesbezüglichen Instinkt zu entdecken und nach und nach zu schärfen. Keiner kann so gut wie du lernen, die Bedürfnisse deines neugeborenen Kindes zu erkennen und zu befriedigen. Auf diese und zahlreiche weitere Fähigkeiten darfst du unglaublich stolz sein!

Freilich gibt es inzwischen ein breit gefächertes und unüberschaubares Angebot der Babyindustrie, die für fast alle Eventualitäten Produkte und Dienstleistungen anzubieten weiß. Doch warte mal: Was davon brauchst du wirklich? Mit welchen Dingen möchte dein Baby tatsächlich ausgestattet werden, und was davon ist vielleicht fauler Zauber, hinderlich oder sogar minderwertig? Finde es heraus und sei kritisch genug, gängige Herangehensweisen gründlich in Frage zu stellen. Mach‘ dir das Leben so einfach wie möglich.

Fernab der greifbaren Dinge gibt es eben auch den großen unbekannten Bereich der neuen Gefühle und Momente. Mamasein – kann man das lernen? Ist das angeboren? Wird man damit automatisch glücklich? Und: Den Papa, den gibt es ja auch noch, was ist eigentlich mit dem? Mit dem ersten Kind hat eure Partnerschaft eine neue Qualität erreicht. Wobei nicht gesagt ist, in welche Richtung sich der gemeinsame Familienzug bewegt: aufeinander zu oder voneinander weg? Ergreift die Chance, etwas Besonderes daraus zu machen und euer Familiennest mit Wärme und Großzügigkeit auszustatten. Großzügigkeit, was Zeit und Verständnis füreinander anbelangt, und Bereitschaft, die vermeintlichen Fehler, Ticks und Nachlässigkeiten des anderen als Erkennungsmerkmale der Familien-Epoche zu sehen, die für jeden von euch Neuland ist.

Es braucht sicher eine Weile, bis ihr als Mama, Papa und Baby zusammengewachsen seid. Als Familie und verschmolzene Teile des Ganzen. Durch euch kam neues Leben in die Welt, und das gilt es jetzt zu beschützen und auf dem Weg in die Selbstständigkeit zu begleiten.

Auch Anna und Peter stehen vor der Herausforderung, ihr Kind, das sie bereits während der Schwangerschaft liebevoll ‚Wölfchen' nannten, großzuziehen. Seid dabei, wenn Anna in den nächsten Wochen, der Zeit des „Wochenbetts", ihre und Wölfchens Veränderungen kritisch beobachtet und auch die Beziehung zu Peter genau unter die Lupe nimmt ...

Ich bin Mama!
Das fühlt sich momentan genau so an:

Im Wochenbett mit dem Baby

Wieder und wieder geht Anna Wölfchens Geburt in Gedanken durch. Sie ist mehr als beeindruckt, was das Baby und sie zu leisten im Stande gewesen waren. Und nun, nur eine Stunde nach dem Ereignis, das Annas Leben maßgeblich prägen wird, beginnen auch schon die Veränderungen.

Als Erstes bemerkt Anna, wie anders sie sich in ihrem Körper fühlt. Die Schubkraft des Kopf- und Körperaustreibens hat ihn aufs Äußerste strapaziert. Und wenngleich Anna im Bereich ihrer Scheide auch nicht kaputtgegangen ist, so spürt sie sich jetzt dennoch völlig neu. Zum einen hat sie eine Art Blauer-Fleck-Gefühl zwischen den Beinen, und zum anderen ist alles angeschwollen und irgendwie taub.

Anna nimmt einen Spiegel und sieht nach. Nach einem Moment des Zögerns, ob sie das überhaupt sehen will, überwindet sie sich und ist eigentlich positiv erstaunt: Ihre Scheide ist zwar noch etwas größer als sonst, kommt ihr aber durchaus bekannt vor. Am Rand entdeckt sie eine kleine, etwas blutige Schramme und stellt zufrieden fest, dass ihre Gebärorgane offensichtlich ganze Arbeit geleistet haben.

Sie geht auf die Toilette und bleibt noch eine kleine Weile sitzen, um blutige Wochenflüssigkeit abfließen zu lassen. Dann stattet sie ihre Unterhose mit einer Binde aus und wäscht sich die Hände. Glücklich, aber so unbekannt unglaublich müde, verkriecht sie sich wieder im Bett. Dort schläft sie neben ihrem Baby ein, das auf ein Lammfell gebettet und in eine Wolldecke gewickelt ist.

Als Anna irgendwann wieder aufwacht, schnappt sie sich ihr Notebook und beginnt, ihre Gedanken zu notieren.

Sonntag, Tag der Geburt

Frühmorgens: Ich bin wohl „high“ und völlig von den Socken. Ja, ich habe es geschafft und mein Wölfchen selbstständig geboren! Habe auch die Plazenta geboren und Wölfchen später dann abgenabelt. Beim zweiten Versuch gelang mir das Durchbeißen der Nabelschnur, aber ich hatte ganz schön dran zu kiefeln.

Meine Scheide fühlt sich noch eigenartig verändert an, alles ist in Aufruhr und angeschwollen. Besser, ich lege mich erstmal eine Weile hin. Vorher Peter anrufen und Bescheid sagen, dass Wölfchen angekommen ist.

Ach ja: Bin mit und ohne Wölfchen auf die Waage gestiegen. Die Kleine hat demnach 3.000 Gramm. Das Nähmaßband zeigte 52 cm Länge, Kopfumfang 34 cm.

Nachmittags: Habe es drinnen nicht mehr ausgehalten, wollte raus an die Sonne, ans Licht. Wölfchen hab ich ins Tragetuch gepackt, wo die Kleine sofort eingeschlafen ist.

Dann sind Peter und ich spazieren gegangen. Die Nachbarn wollten hören, wie es gelaufen ist, und waren recht ungläubig, als ich ihnen von der Hausgeburt erzählt habe, bei der die Hebamme zu spät kam und der Mann nicht daheim war.

Nach einer Stunde waren wir wieder zurück und ich hab mich hingelegt. Wölfchen hat Vormilch probiert.

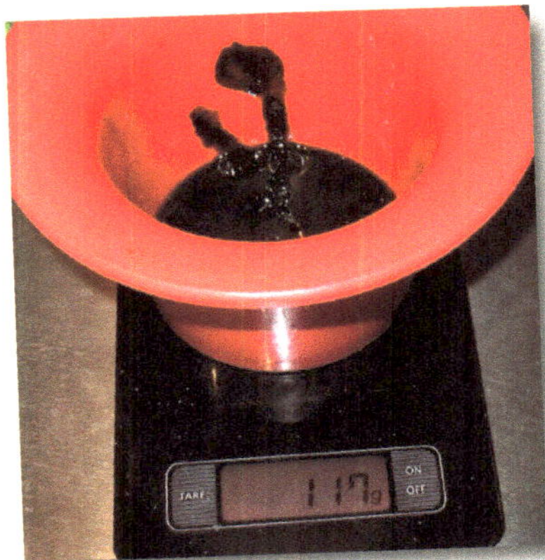

Dann wurde die Kleine unruhig und hat gemeckert. Ich dachte mir: Halt ich dich mal vorsichtig übers Minitöpfchen und kraule dir sanft die Füßchen. Peters Gesicht werde ich wohl nicht mehr vergessen, als das Baby tatsächlich gepinkelt und gekackt hat.

Ungefähr zehn Minuten lang ist zähes Mekonium gekommen und ich musste dieses Ereignis einfach fotografisch festhalten. (Übrigens wiegt der leere Topf 51 Gramm.)

Damit von Babys festen und flüssigen Ausscheidungen nix daneben geht, habe ich ihr eine Filzhose mit Klettverschluss angezogen. Darin gefaltet sind Mullwindeln. Die Waschmaschine wird ganz schön was zu tun haben die nächste Zeit, denn unser Windelfrei-Projekt ist vermutlich nicht frei von Pannen.

Hier das erste Foto von Wölfchen und Papa Peter, nachmittags gegen 16 Uhr, also einen halben Tag nach der Geburt der Kleinen:

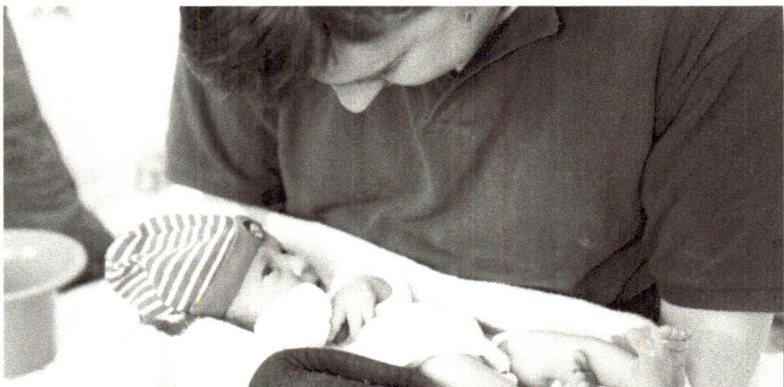

Mit Mütze sieht sie zwar aus wie eine „Große“ – aber ist Wölfchen wirklich schon angekommen?

Noch heute Morgen wirkte mein Baby wie auf einem anderen Stern. Käseschmiere zog sich über den Kopf.

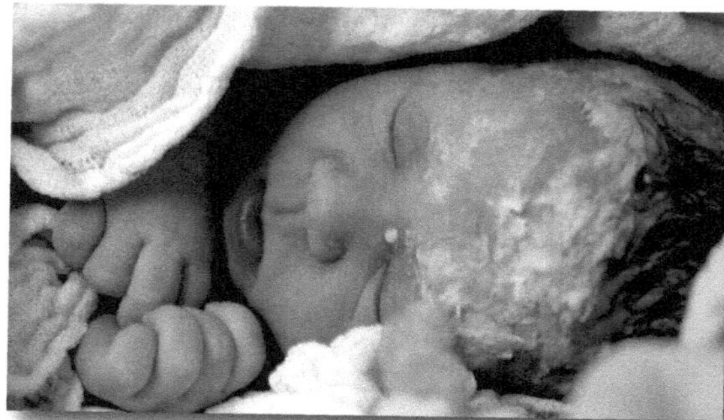

Im ersten Schlaf nach der Geburt gab unser Frischling leise Maunzer von sich. Als würde sich die Kleine über das viele Kopfweh beschweren, das bestimmt eine Folge der urgewaltigen Geburt war.

Maunz, maunz, maunz.

Armes Wölfchen! Bald wird es besser. Trink nur gut von Mamas Milch und hol dir neue Kraft.

Einige Tage wird es dauern, bis deine „echte" Milch da ist. Bis dahin reichen dir aber auch die wenigen, buttrig-dicken gelborangenen Tropfen.

Was gibt es sonst zu berichten?

Abends bittet Anna ihren Mann Peter, ein Foto von ihr zu machen. Sie möchte nicht nur bemerkenswerte Ereignisse auf Kinderseite, sondern auch ihre äußeren Körperveränderungen dokumentieren.

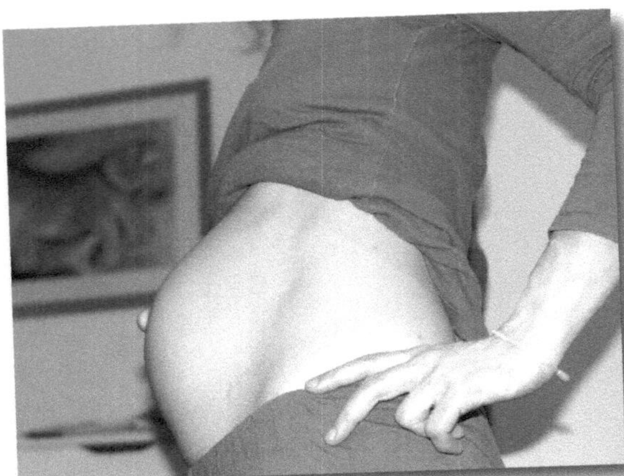

Annas Bauch tritt etwas spitz hervor, und ihr Nabel ploppt raus.

Noch kann man erahnen, dass Wölfchen vor kurzem für einige Zeit in Anna gewohnt hat. Aber bald schon wird sich dieses Bild ändern.

Und das Baby? Das beginnt seinen Wachstums-Marathon außerhalb des Körpers. Dafür braucht es neben viel Schlaf vor allem eines: Mamas Milch.

Und die kommt laufend auch wieder raus in verwandelter Form ...

Montag, 2. Lebenstag

Mein Unterboden ist etwas beleidigt. Ich war satte zwei Stunden mit Wölfchen im Tragetuch spazieren, ob das vielleicht zu viel war?

Zwar versuche ich, das innere Scheidengewölbe mit meiner Muskelkraft nach oben zu ziehen, aber es gelingt nicht so recht. Das passende Gefühl dafür fehlt mir derzeit einfach. Die Größenverhältnisse sind noch zu „schräg“, als dass ich meinen Körper da unten bewusst steuern könnte.

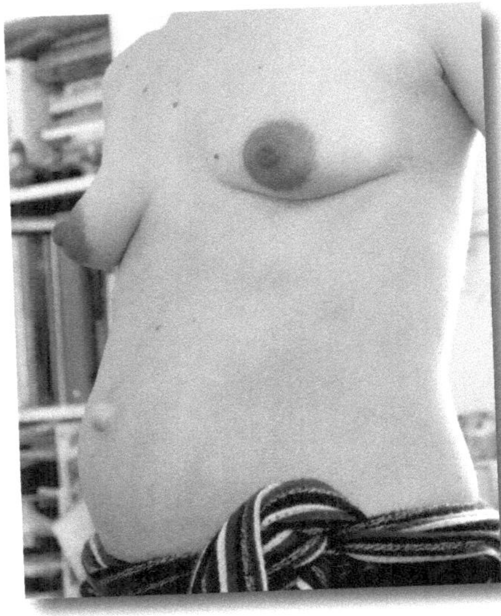

Mein Bauch geht langsam zurück, Peter macht Fotos. Die Brüste sind noch normal. Aber bald wird die Milch kommen. Werde mich nun etwas hinlegen, auch wenn das normalerweise nicht mein Ding ist – aber der Körper verlangt es. Nicht umsonst heißt es Wochenbett, und nicht Wochenstand.

Der Wochenfluss ist recht stark und ich verbrauche ziemlich viele Binden. Obwohl ich probiere, gezielt Flüssigkeit abzulassen, kommt zwischendurch vor allem beim Anlegen recht viel.

Erzählte ich schon von meinen „wunderbaren“ Nachwehen? Die Gebärmutter wird dabei knallhart und ich kann geradezu spüren, wie sie kleiner wird. Begonnen hat das direkt nach der Geburt, das Kleinerwerden.

Meine Gebärmutter ist zwar schon unterhalb des Nabels, sie hat aber noch einen gehörigen Weg zurück zur ursprünglichen Größe vor sich. Ihre bei der Plazentaablösung entstandene innere Wundfläche will auch abheilen – kein Wunder also, dass ich trotz des schönen Ereignisses müde bin. Die Plazenta habe ich übrigens eingefroren, ich möchte sie erst mal behalten.

Damit mein Bauch auch ohne Tragetuch eine Stütze hat, habe ich mir einen langen Schal von Peter fest umgebunden. Den trage ich quasi als „Bauchband“ und habe ihn nur für das Foto heruntergeschoben.

Wölfchen maunzt noch immer, aber es ist weniger geworden. Die erste Nacht mit der Kleinen war etwas unruhig. Ich war unendlich oft wach. Kein Wunder, mein Baby gibt gerade seine Milchbestellung ab, und damit von

Mamas Körper auch ja nicht darauf vergessen wird, erneuert es die Bestellung permanent. „Sagte ich schon, dass ich mehr Milch möchte?“, eine halbe Stunde später das gleiche Spiel. Da hilft nur: Schlafen, wenn auch Wölfchen schläft (was mir gerade nicht gelingt). Oder müde werden. Irgendwann finde ich schon meinen Schlaf.

Heute hatte Wölfchen übrigens keinen Stuhlgang. Mal sehen, wann die nächste Portion kommt und welche Farbe ihr Kacki dann hat.

Doch vor dem Ausscheiden kommt bekanntlich das Einverleiben: Wenn Wölfchen bei mir ansaugt, geht das direkt in meinen Unterleib. Ich versuche zwar, mich dabei zu entspannen, und auch Wärme hilft – aber es zwirbelt ganz famos. Gleichzeitig freue ich mich über Wölfchens Mitarbeit an der Rückbildung meines Körpers. Ohne Saugen ginge das nicht so rasch. Immerhin gibt Wölfchen seit dem ersten Säugen das Signal: „Ich bin ausgezogen, meine Höhle ist jetzt draußen, du kannst wieder zumachen und kleiner werden, meine Freundin Gebärmutter.“

In einer Stillpause habe ich dieses entzückende Foto von unserem Baby geschossen. Wie wach die Kleine schon ist! Ob sie uns zeigen will, wie sie die Fruchtblase aufgekratzt hat, um ihr Schwimmbad abzulassen? Scharf genug sind ihre Erstlingskrallen dafür ja.

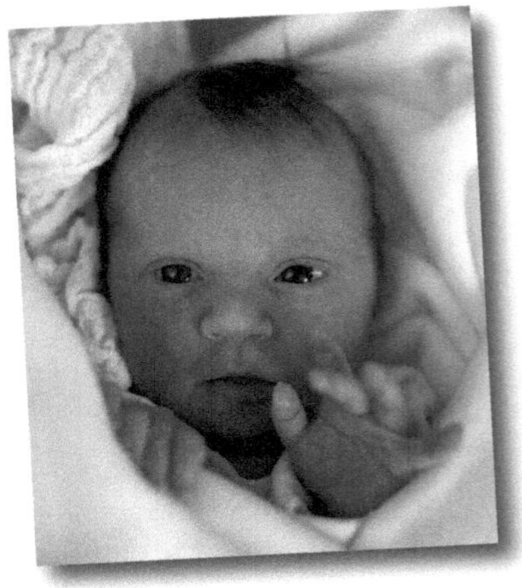

Annas Kraft, die sie aus der Geburt geschöpft hat, lässt sie fast schon übermütig werden, aber ...

... sie sollte nun auf sich achten und sich nicht zu viel vornehmen. Die anstrengende Kinderzeit kommt ja noch. Und mit ihr als Erstes die Milchbestellung von Wölfchen. Deshalb heißt es für Anna: Leg dich nieder und gib Ruhe, auch wenn es schwerfällt. Dein Körper wird es dir danken.

Dienstag, 3. Lebenstag

Morgens: Ich spüre meine Miniverletzung (eine Schramme in der Scheide) noch immer, finde beim Pieseln aber eine Position, in der es nicht brennt. Eigentlich hasse ich Binden, aber dieser Tage geht es wohl nicht ohne. Das etwas schwitzige Gefühl, mehr als nötig in der Unterhose zu haben, kenne ich durch meine freie Mens fast nicht mehr!

Sobald es geht, möchte ich auf Slipeinlagen umsteigen, damit mehr Luft an meinen Unterboden kommt. Der fühlt sich übrigens etwa so an wie ein ausgeleiertes Trampolin.

Langes Stehen ist überhaupt nicht angenehm, Sitzen geht so halbwegs. Am besten tut mir das Liegen – ja, ich weiß, Wochenbett...

Peter verwöhnt und bekocht mich, das tut gut! Schön, dass er sich zwei Wochen frei genommen hat und ich mich zu Hause um nichts kümmern muss. Staubsaugen tut eh mein Saugroboter, und für alles andere ist auch Peter perfekt geeignet.

Wölfchen hat bereits gelächelt. Die Kleine ist ja so schlau! Lächelt, damit die Milch kommt und man ihr den eigenen Schlafmangel verzeiht. Die Nacht auf heute war nämlich wieder einmal recht ... sagen wir: unterirdisch.

Morgens: Wölfchens Milchbestellung wurde ganz offensichtlich erfolgreich bearbeitet. Aber jetzt heißt es für das kleine Baby erst einmal: Lernen, mit dem „Meer an Milch" umzugehen. Bis sich hier Nachfrage und Angebot einpendeln, wird es wohl etwas dauern. Bin schon auf morgen gespannt, da dürften meine Brüste ja noch deutlicher „umgestellt" sein.

Abends: Das Milchmeer zeigt seine erste Wirkung an Wölfchen. Die Kleine hat nochmal ordentlich Mekonium rausgelassen. Ob das nun alles war? Weil wir dieses Mal völlig verpeilt haben, dass Wölfchen groß muss (nun gut, sie hat ja erst das zweite Mal in ihrem Leben groß gemacht), hatten Peter und ich den Salat in den Stoffwindeln. Zwei davon haben wir direkt weggeworfen, denn ich hatte überhaupt keine Lust dazu, das teerige Zeug rauszuwaschen. Und was hätten wohl Peters Hemden in der Waschmaschine zu den farbigen Wäschepartnern gesagt ...

Von Wölfchens Po ging die dunkle Paste ebenfalls recht schwer runter. So zäh! Ich habe es mit Sesamöl probiert und mit Wasser. Am besten hat das Runtermachen mit Spucke funktioniert, aber davon hatte ich nicht allzu viel. Wie gut, dass Wölfchen nicht lebenslang Kindspech produziert!

Annas Körper kommt langsam vollständig im Kindermodus an.

Auch ihr Geist realisiert zunehmend, dass sie nun Mutter geworden ist, was sich unter anderem an ihrer erhöhten Aufmerksamkeit zeigt. Mit ihrem Ammengehör hört sie besser als jeder elektrische Klangverstärker, denn der hat keinen intuitiven Sensor eingebaut. Um Anna zu rufen, muss Wölfchen nur ein Mal maunzen oder krähen – was auch sehr gut gelingt.

Ansonsten ist Annas Baby sehr ausgeglichen und wirkt über die Maßen zufrieden. Das kann es auch sein, denn seine Mama ist ebenso zufrieden.

Kein Wunder, nach dem gelungenen Start der beiden!

Mittwoch, 4. Lebenstag

Nachmittags: Hurra, hurra, die Milch ist da! Meine Brüste sind angeschwollen, und ich könnte mit einem Foto davon wohl in jeden Bauarbeiter-Spind kommen. Die Brustwarzen sind noch einen Tick empfindlicher geworden. Gut, dass mir Hebamme Trude den Tipp mit dem Wollfett gegeben hat. Ich schmiere jedes Mal vor dem Stillen und verhindere so das Wundwerden.

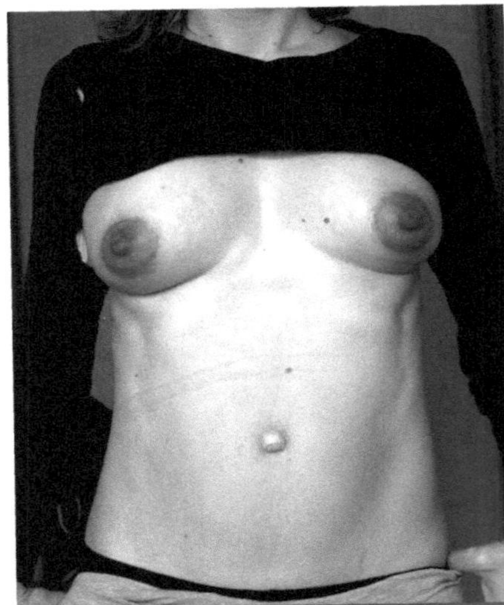

Mit meinem Äußeren bin ich wirklich sehr zufrieden. Der Bauch wird jeden Tag deutlich flacher und sieht – unglaublich aber wahr – schon fast wieder aus wie vor der Schwangerschaft. Da haben meine vielen Stunden Schwimmen und Yoga wohl gute Vorsorgedienste geleistet. Peter meinte heute, jetzt glaube er das mit den Hollywood-Stars auch (also, dass die so rasch nach der Geburt wieder „wie neu" sind).

Aber außen ist nicht innen, und überhaupt trügt der Schein: Meine Bauchdecke ist nämlich alles andere als fest, wie sollte sie auch – nach dem 9-Monats-Mega-Stretching.

Zurück zu meiner Hauptaufgabe, nämlich der Molkerei-Tätigkeit: Jetzt beginnt offenbar das große Rinnen. Während es unten raus langsam weniger stark ausläuft, tropft es oben ordentlich. Und zwar vor allem beim Stillen, und hier vorzugsweise an jener Brust, die gerade nicht bearbeitet wird. Ich drücke dann auf diese „Stand By"-Brust, aber offensichtlich muss hier noch Erziehungsarbeit geleistet werden, denn es tropft trotzdem weiter.

Nun gut, fange ich überschüssige Milch eben in einem Gefrierbeutel auf. Wer weiß, wozu die mal gut sein kann. Spätestens als Badezusatz, wenn ich Wölfchen doch einmal waschen sollte. Momentan denke ich nicht im Traum dran, die Kleine riecht doch so herrlich neugeboren!

Bevor Wölfchen an meine herrliche Milch rankommt (die übrigens immer noch recht mangofarben ist, wie ich beim Abdrücken überschüssiger Milch feststellen kann), schmiere ich Lanolin und lasse einige Tropfen ab. Dann riecht es lecker nach „Futter", und außerdem ist das Ansaugen nicht ganz so schmerzhaft. Wusch, das zieht! Zum Glück aber nur die ersten paar Sekunden. In denen kann ich ja an etwas Schönes denken – zum Beispiel an mein Baby, das schon wenig später friedlich glucksend die beste Nahrung der Welt zu sich nimmt: Muttermilch mit einem Schuss Liebe.

Falls du es noch nicht wusstest:

Anna war in der Schwangerschaft bis knapp vor der Geburt sportlich unterwegs. Häufig ging sie ins nahegelegene Sportstudio und machte Yoga. Auch schwamm sie mehrmals die Woche rund eine halbe Stunde – zuletzt zwei Tage vor der Geburt. Da sie einen Hund hatte, musste sie außerdem regelmäßig vor die Türe, und zwar immer und bei jedem Wetter. Der tägliche Hundedienst geht ihr jedoch derzeit nicht ab (wie gut, dass Peter noch frei hat!). Vor allem deshalb, weil das Spazierengehen ihren Trampolin-Unterboden nachfedern lässt, den sie, wann immer sie dran denkt, nach oben zieht. Gleichzeitig presst sie, was zunehmend besser gelingt, die Bauchmuskeln stark nach innen, um ihren Bauch zu festigen.

Donnerstag, 5. Lebenstag

Trude fragte schon gestern, ob ich bereits einen Heultag hatte, aber daraus wird wohl nichts. Es geht mir einfach zu gut!

Mein Unterboden normalisiert sich zusehends, und Schmerzen habe ich keine mehr. Der Wochenfluss wird deutlich weniger, und ich brauche nur noch nachts eine etwas stärkere Binde. Das, was rauskommt, ist schon sehr dunkles, geronnenes Blut. Meine Gebärmutter hat sich wirklich vorzüglich zurückgebildet. Braves Mädchen!

Auch beim Stillen merke ich nun keinerlei Nachwehen mehr, das heißt, die Gebärmutter scheint in ihrer Endgröße angekommen zu sein.

Damit sich mein Unterboden nach wie vor regenerieren kann, verzichte ich auf längere Spaziergänge und mache es mir auf dem Sofa oder hinter dem Schreibtisch bequem.

Langsam kann ich das Einschmieren der Brustwarzen reduzieren und brauche nicht jedes Mal vor dem Stillen ans Lanolin zu denken. Dennoch fühlt es sich „geschmiert“ ganz gut an. Vor allem beim immer noch etwas schmerzhaften Ansaugen, das die ersten Sekunden von Wölfchens Andocken umfasst.

Ich glaube, Wölfchen und ich sind ineinander verknallt. Wenn sie grinst, ist das natürlich entzückend – kein Wunder, dass auch Peter total hingerissen ist. Wenngleich er mit dem Baby ansonsten derzeit nicht wirklich viel am

Hut hat. Sie wird von mir gestillt, ich trage sie im Tuch herum, und nachts schläft sie an meiner Seite. Allerdings hat er sie schon erfolgreich zum Pieseln animiert.

Apropos: Wölfchens Stuhlgang ist inzwischen 1A. Sie hat herrlich duftenden Milchstuhl und pieselt außerdem wie eine Weltmeisterin. Wenn es uns beiden gelingt, dann wartet sie mit dem Piesler, bis ich ihre Filzhose öffne und ihr das Pieselsignal „lulululu" gebe. Nachts ist ihre Stoffwindel häufig nass, aber da geht der ungestörte Schlaf vor. Wenn sie kackern will, merke ich das geradezu automatisch – praktisch!

Jedenfalls liebt es die Kleine, beim Baby-Klogang im Liegen von mir mit der Handfläche an den Fußsohlen gewärmt und sanft massiert zu werden. Fußreflexzonenmassage ist wohl nicht nur für mich angenehm, sondern auch fürs Baby. Außerdem mache ich mit meinem Wölfchen regelmäßig Verdauungsgymnastik im Liegen. Dabei nehme ich vorsichtig seine Füßchen, bewege sie langsam in Richtung Bauch und danach wieder nach unten. Das gefällt der Kleinen!

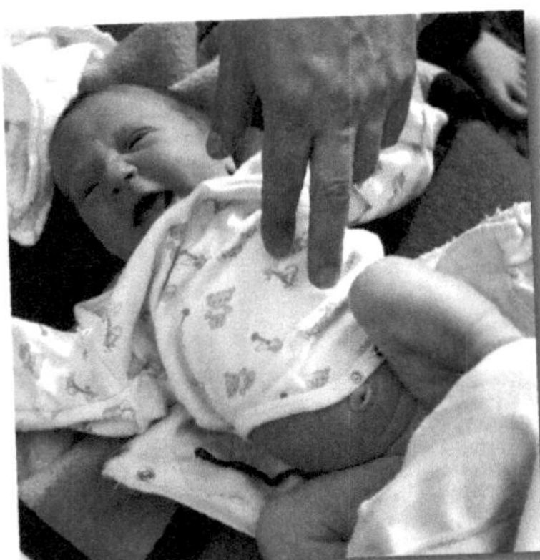

Heute ist übrigens etwas Entscheidendes passiert: Um genau 14.30 Uhr ist beim Aufmachen der Filzhose Wölfchens Nabelschnur abgefallen! Die Kleine hat dabei gelacht, so als wollte sie sagen: „Jetzt bin ich endlich vollkommen frei!"

Natürlich werde ich die getrocknete Schnur aufheben. Man sieht am Ende noch den Knoten, den ich nach der Geburt hineingemacht habe.

Wölfchens Nabel ist sehr schön abgeheilt, und auch ansonsten ist die Kleine das perfekte Baby.

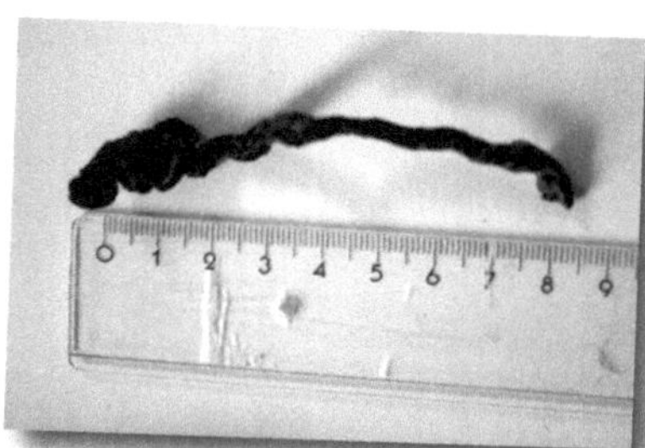

Die „Baby-Synchronisation" schreitet erfolgreich voran!

Das Stillen läuft „wie geschmiert". Und auch das, was wieder raus soll, kann ungehindert passieren. Anna ist froh, dass sie sich nicht mit den berühmten 3-Monats-Koliken herumplagen muss. Offenbar auch deshalb, weil Wölfchen seine Furze und aufgestauten Ausscheidungsprodukte ganz frei abgeben kann. Das erleichtert dem Baby-Därmchen die Arbeit, zumal es sich immer wieder mit neuen (Haus-)Keimen auseinandersetzen muss.

Freitag, 6. Lebenstag

Phantastisch! Ich habe von 23 Uhr bis 5 Uhr geschlafen! Und das, obwohl ich erst dachte: Na, was wird das wieder für eine Schrott-Nacht. Wölfchen war nämlich bis 23 Uhr munter und hat abwechselnd getrunken, gepieselt, gekackt und mit seinem Zauberkrokodil gespielt. Dann war offenbar alles erledigt, und die Kleine konnte in Ruhe das Träumeland besuchen. Nach so einer Nacht kann es mir ja nur gut gehen!

Morgens hat mich Peter schon mit einer leckeren Torte verwöhnt, und für mittags habe ich bei ihm ein Steak bestellt. Ich hab grad Lust auf Fleisch. Immerhin saugt mir die Kleine ziemlich viel Milch raus. Wenn ich mir meine Brüste so ansehe und auch die Menge von Wölfchens Pieslern und Milchstuhlgängen: Respekt!

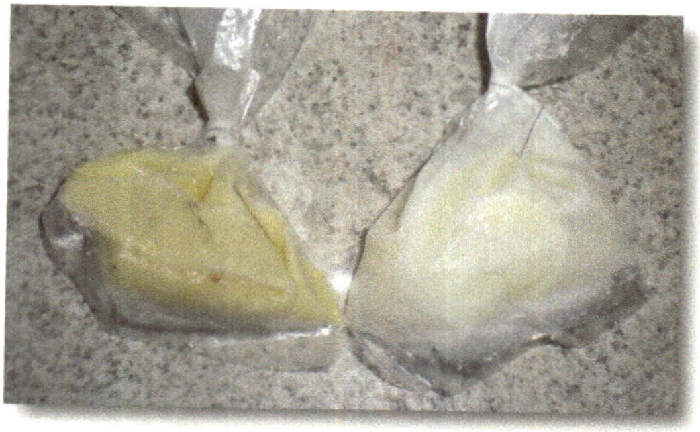

Übrigens hat sich die Farbe meiner Milch sichtbar verändert, wie das Beweisfoto zeigt. Sie war ja mal mangofarben, und jetzt ist sie elfenbeinweiß. Hebamme Trude spricht von der „reifen Frauenmilch". Dabei fühl ich mich noch gar nicht so alt ;-)

Bei längeren Säugarien spüre ich, wie ganz zum Schluss von richtig weit hinten nochmal Milch nachkommt. Das Abtrinken dieser „Dessert-Milch" ist richtig angenehm, und ich merke irgendwie instinktiv, dass es noch zu früh dafür ist, das Baby abzudocken. Das Abdocken lässt sich übrigens mit Hilfe des kleinen Fingers rasch erledigen: Vorsichtig in den Baby-Mundwinkel einfahren damit, Saugschluss und somit Vakuum lösen: fertig.

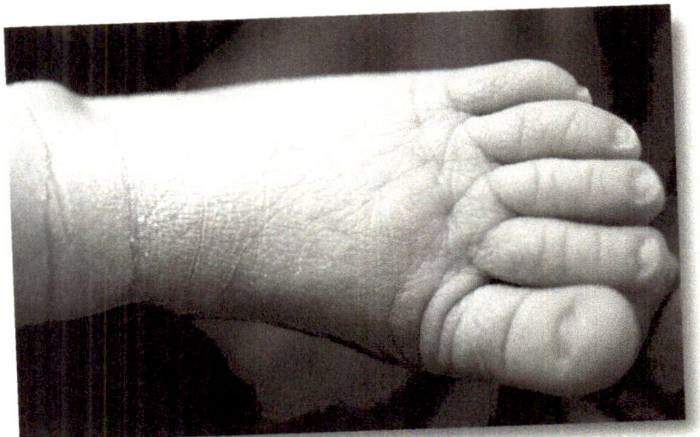

Mein Bauch ist noch etwas straffer geworden, und für alles Weitere braucht es wohl wieder „echte" Gymnastik.

Wölfchen wächst! Das erkenne ich zum Beispiel an den feinen Rissen seiner Fußhaut. Die „Erstlingshaut" ist offenbar ausgedehnt und wird nun nach und nach erneuert.

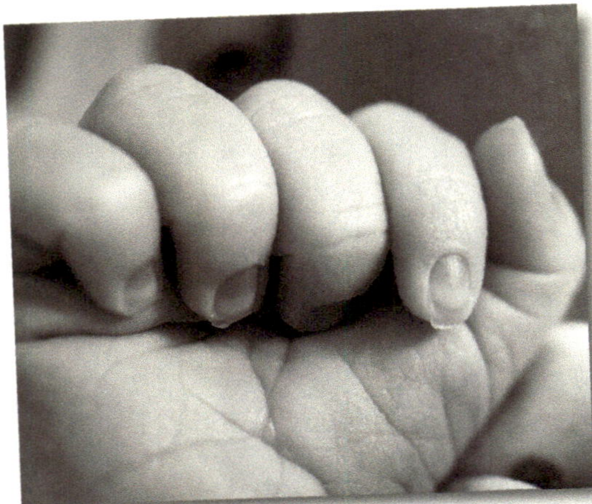

Außerdem schälen sich seine Erstlingskrallen langsam, und die ungleichmäßigen Fingernägel bekommen eine „menschliche“ Form.

Wie schnell das alles geht – fast schon zu schnell! Immerhin hat Wölfchen mit seinen Erstlingskrallen die Fruchtblase eröffnet und sein Schwimmbad abgelassen, stelle ich mir vor.

Und nun, keine Woche nach seiner Geburt, könnte die Kleine schon ins Nagelstudio.

Übrigens ist sie, zumindest bislang, keine Daumenlutscherin. Einen Schnuller besitzen wir auch nicht. Sie bekommt ganz einfach „das Original“, aus dem praktischerweise auch etwas Leckeres vorne rauskommt. Und weil es eben so lecker ist, kann die Saug-Session schon mal eine Weile dauern. Egal, ich hab ja Zeit. Und Baby Wölfchen wird offenbar auch nicht von Terminen geplagt. ;-)

Babys Gesichtsfarbe ist übrigens ziemlich rotgelb, und auch die Augen sind recht gelblich: Neugeborenen-Gelbsucht.

Hebamme Trude hat gesagt, durch genügend zu trinken und Sonnenlicht wird das Bilirubin abgebaut. Wie gut, dass es dieser Tage so schönes Wetter hat!

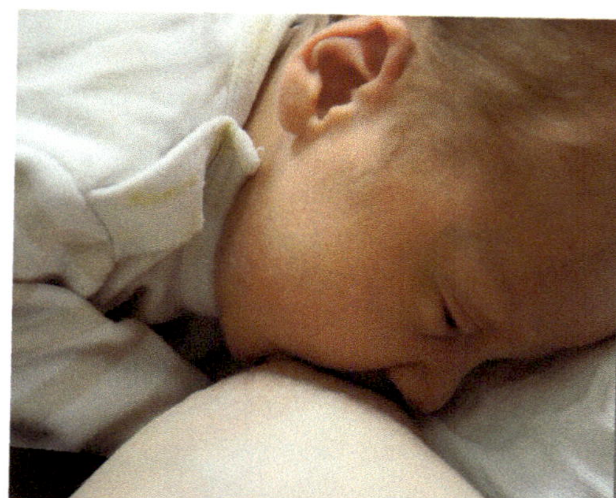

Eile mit Weile, denn Stillen kennt keine Uhrzeiten.

Wölfchen lässt sich als Genusstrinkerin alle Zeit der Welt. Das Baby gluckst und gluckert im Schneckentempo vor sich hin. Was gibt es Schöneres, als Mamas kostbares Weißgold frisch von der Quelle direkt in den Mund gesprudelt zu bekommen! Und „Sprudeln“ drückt treffend genau aus, was passiert, wenn der Milchspendereflex bei Mama einsetzt.

Samstag, 7. Lebenstag

Bei Spaziergang traf ich zwei Nachbarn, die fragten, wann es denn so weit sei. Amüsanterweise haben sie nicht bemerkt, dass ich das Kind bereits vor und nicht mehr in mir trage.

Letzte Woche hat sich mein Wölfchen auf die Geburtsreise gemacht, und nun schlummert es friedlich im Tragetuch, lässt sich von mir säugen und ist rundum glücklich und zufrieden. Wie schön!

Heute Früh hab ich mich gewogen und festgestellt, dass ich mein Ausgangsgewicht von vor der Schwangerschaft erreicht habe. Damit hatte ich nicht gerechnet. Wahrscheinlich sollte ich aufpassen, nicht noch magerer zu werden. Immerhin sehen die Mamis und Ammen auf diversen historischen Ölbildern auch immer recht füllig aus. Die viele Milch will ja erst mal produziert werden. Also heißt es: Futtern, futtern, futtern. Ganz wie mein Baby.

Wölfchen wächst und gedeiht, dass es eine wahre Freude ist. Sie ist nicht nur das hübscheste, sondern auch das bravste Baby der Welt und sehr ausgeglichen. Gerne lächelt sie bei allen möglichen Gelegenheiten und wird dabei noch schnuckeliger, was schon fast nicht mehr möglich ist.

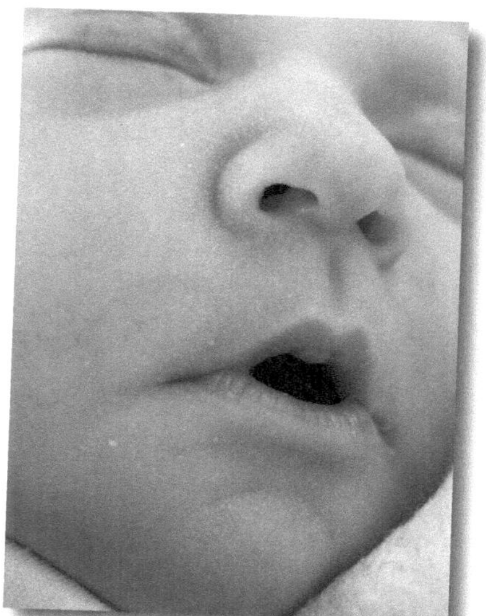

Ihr Schmollmund hat vom vielen Säugen an der Oberlippe die typische „Ansaugblase" bekommen. Ihre Bäckchen werden zunehmend rundlicher, und auch die Bewegungen der Ärmchen und Händchen werden allmählich runder und koordinierter.

Einen wirklichen Schlafrhythmus hat sie tagsüber noch nicht. Das heißt, dass sie jederzeit in Mama-Rufbereitschaft ist. Heute ließ ich sie für zwei Stunden bei Peter, um auf einen Flohmarkt zu gehen. Aber nach einer Stunde rief er an, und ich hörte Wölfchen im Hintergrund schreien. Peter gab ihr dann drei Esslöffelchen Wasser, was über meine Abwesenheit zumindest kurzfristig hinwegtröstete.

Dennoch hab ich den kürzestmöglichen Rückweg nach Hause eingeschlagen. Auch, weil ich rasch wieder müde wurde und sich mein Unterboden zu Wort meldete.

Rund eine Woche nach der Geburt …

… sind die anfänglichen Begleiterscheinungen des Babyrauslassens bei Anna so weit abgeklungen, dass sie keine direkte Beeinträchtigung mehr darstellen. Auch das Trampolingefühl mit dem herausrutschenden Unterboden wird tagtäglich etwas mehr in den Hintergrund gedrängt. Dennoch ist Anna rasch erschöpft und gönnt sich tagsüber viel Schlaf. Durch die Stillpausen bekommt sie über die Stillhormone die für sie geeignete Dosis hormoneller Einschlafhilfe und kann auch nachts meist recht rasch wieder einschlafen, wenn sie durch Wölfchens Maunzen daran erinnert wird, ihr Baby anzulegen.

Wie war deine erste Woche mit dem Baby?

Was war die größte Überraschung bislang?

Sonntag, 8. Lebenstag

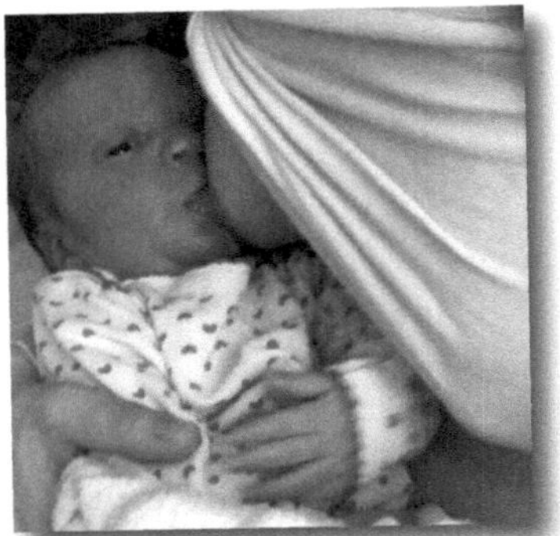

Puh, gestern bin ich fast an einem Milchstau vorbeigeschwappt! Hatte die Maus im Tragetuch und fand es bequem, dass sie da drin ewig lang schlief. Aber irgendetwas (Babys Kopf?) hat wohl auf meine rechte Brust gedrückt – und die Quittung bekam ich dann prompt.

Zwar war noch keine Stelle richtig rot, aber die Schmerzen innerhalb der Brust konnte ich deutlich fühlen. Ich habe Wölfchen dann immer und immer wieder an dieser Seite angelegt und die schmerzenden Punkte sanft ausmassiert. Weil die Kleine nicht hungrig genug war, hab ich außerdem 60ml Milch in einen Gefrierbeutel abgedrückt.

Gegen 22 Uhr dann ist mein Blutdruck im Keller gewesen – ich hatte wohl zu wenig zu Abend gegessen. Als ich mich zur Kleinen kuscheln wollte, wurde mir so kalt, dass ich gleich wieder aufgestanden bin. Hab dann ziemlich viele kohlehydratreiche Sachen gegessen (Traubenzucker, Banane, heiße Milch mit Honig) und mir dazu ein Dinkelkissen in der Mikrowelle erwärmt. Das half, und mit Peter als zusätzlichem Wärmekissen im Bett klappte dann auch das Einschlafen.

Heute geht es mir wieder besser, und die Schmerzen in der Brust sind deutlich weniger spürbar. Aber ich werde mich bestimmt etwas mehr schonen als gestern. Peter ist extra zum offenen Sonntagsladen gefahren, um ein frisches Huhn zu kaufen, das er in kräftige Wochenbettsuppe verwandeln wird.

Zur heutigen Wochengeburtstagsfeier hat sich unser Plappermäulchen in der Früh auf der Badematte eine halbe Stunde lang mit einem Stoffhund unterhalten und ihn dabei „besungen".

Ob sie ihm wohl erzählt hat, dass sie vor genau einer Woche an dieser Stelle zur Welt gekommen ist? Was sie überhaupt noch weiß von der Zeit vor ihrer Geburt? Und wie sie die Geburt miterlebt hat?

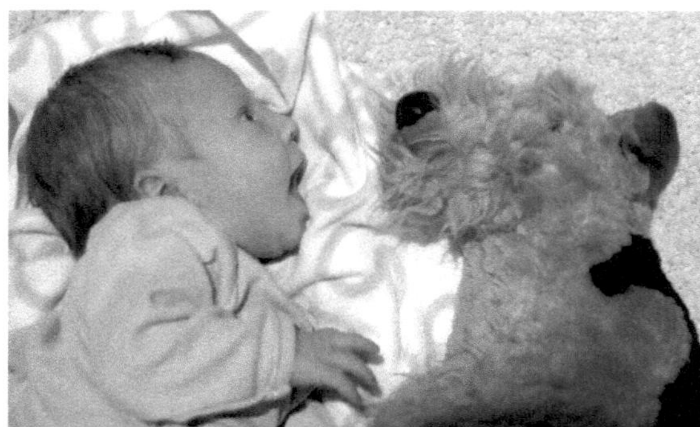

Wölfchen war heute Nacht zum Glück richtig müde. So konnten wir aneinander gekuschelt recht gut schlafen, mit zwei bis drei Trinkpausen.

Nachts wärme ich die Kleine seitlich mit meinem Körper, und von unten wärmt sie ihr Babylammfell. Wenn ich sie tagsüber ablege, dann nur in mehrere Decken gehüllt und eng eingewickelt. Sie kühlt sonst sehr rasch aus und wird deswegen unleidlich.

Nun, da der Start mit Wölfchen schon eine Woche her ist, kommt die Erinnerung zurück. Und mit ihr die Dankbarkeit, gemeinsam alles so gut gemeistert zu haben. Das Kind ist gesund, hat Appetit, verdaut und pieselt gut – was wünsche ich mir mehr? Dass es so bleibt und die Kleine weiter so schöne Fortschritte macht.

Der Dauersäuger hat übrigens recht brav die schmerzende Brust „bearbeitet" und lange und geduldig die leicht gestaute Milch abgetrunken. Das verschaffte mir deutliche Erleichterung.

Mit einem (sich anbahnenden) Milchstau ist nicht zu spaßen!

Denn daraus kann eine sehr unangenehme Erfahrung werden. Gut, dass Annas Baby die gestaute Brust ordentlich geleert hat. Zusätzlich hat Anna überschüssige Milch selber sanft ausgestrichen und so dafür gesorgt, dass die Milchbläschen entlastet werden. Dennoch: Die schmerzende Stelle wird Anna noch einige Zeit lang spüren. Wärme hilft zwar, die Milch besser fließen zu lassen, aber da ein Milchstau nicht selten mit Stress oder Überanstrengung zu tun hat, sollte Anna vom Gas gehen und daran denken, dass sie erst kürzlich ein Kind geboren hat.

Montag, 9. Lebenstag

Gemeinsam mit einer neuen, befriedigenden Müdigkeit kommt auch nochmal einiges an Wochenflüssigkeit hoch. „Lass raus, was raus will", sagt Trude. Sie rät mir, mich nicht zu überanstrengen. Wie recht sie doch hat! Denn wuselig wie ich bin, würde ich am liebsten gleichzeitig einige Bäume ausreißen und dabei die Welt umarmen. Tatsächlich aber bequeme ich mich derzeit gerne mal aufs Sofa und schlafe dort gemeinsam mit dem stillenden Wölfchen ins Nirgendwo hinein.

Wölfchens Wach-Zeiten werden aktiver, und seine Schlafzeiten turbulenter. Zumindest tagsüber. Das Baby begreift jetzt zunehmend die Welt und visiert Dinge schon gezielt an.

Ja, und noch etwas Entscheidendes ist passiert: „Errrööö" war heute das allererste Wort! Und das kann offenbar alles heißen. Zum Beispiel: „Ich habe Hunger!“ oder „Spiel mit mir!“ oder „Ich will pieseln!“ – oder eben irgendetwas anderes. Die Interpretations-Bandbreite ist bei diesem Wort sehr groß, was einerseits praktisch und andererseits etwas kompliziert ist.

Die erste Woche ist rum, und Anna um einige Fehlstunden Schlaf reicher.

Ihr ist klar, dass sie weiter vorausschlafen muss, wenn sie sich nicht ein gehöriges Schlafdefizit anzüchten will. Auch Peter teilt diese Einstellung und hat sich das Sofa als neuen Schlafplatz ausgesucht. Was gut ist, denn zusätzlich zu den durch Wölfchen bedingten Schlafunterbrechungen kamen für Anna jene hinzu, die Peter unbewusst und unwillentlich verursachte, indem er Geräusche von sich gab, die Annas Ammengehör sofort als „Babyalarm“ fehlinterpretierte.

Dienstag, 10. Lebenstag

Zwar schlafe ich, wann immer sich eine Gelegenheit ergibt – aber den ganzen Tag möchte ich auch nicht verschlafen. Also bin ich irgendwo dauer-müde-hungrig-nach-Schlaf. Schätzungsweise wird dieser Zustand die nächsten Monate bis Jahre anhalten, denn an ein „Durchschlafen“ glaube ich vorerst nicht. Und selbst, wenn Wölfchen es täte, wäre ich vermutlich bei jedem Pups der Kleinen munter. Davon hat Wölfchen zumindest derzeit einige im Angebot.

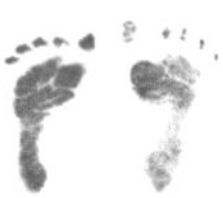

So ein Schlingel! Die Nacht über Terz machen und dann tagsüber seelenruhig vor sich hinschnorcheln. Offenbar hatten einige übel gelaunte Pupse meinem kleinen Wölfchen nachts heftig zugesetzt. Die Kleine ist zwar trotzdem so brav, dass sie nicht das Plärren anfängt, sondern nur stetig vor sich hinmotzt, aber an Schlaf ist dabei für mich nicht zu denken.

Über den Tag verteilt gibt sie einige senfgelbe Portionen Milchstuhlkacka von sich, und das Öffnen der Schutzhose sorgt bisweilen für eine bunte Überraschung. Ja, diese Farbe könnte glatt in Serie gehen, denn sie ist selbst bei 95 Grad Maschinenwäsche nicht immer zu vernichten und dabei vollkommen ökologisch angemischt.

Wölfchen hat durch Annas Muttersahne bereits rund 400 Gramm zugenommen.

Doch die Umstellung auf die eigene „Verdauung“ ist nicht ganz unproblematisch. Es kommt zwar seit langem kein Mekonium mehr, aber „Prinzessin Pups“, wie Anna ihr Baby auch gerne nennt, meckert immer wieder mal gegen innerlich aufsteigende Blähungen an. Wie zufrieden das kleine Wölfchen hingegen ist, wenn es endlich senfgelbe Soße an frischer Luft abgeben kann! Danach heißt es dann: warten bis zum nächsten Pups ...

Mittwoch, 11. Lebenstag

Wunderbar warm ist es draußen, und die Zeit nach dem Mittagessen haben Wölfchen und ich gleich mal für ein ausführliches Schläfchen genützt. Die Kleine hat ihr Schläfchen verlängert und ist (mit kurzer Trinkpause) einfach liegengeblieben.

Wenn sie doch nachts auch so genügsam wäre! Die nächtlichen Unterbrechungen sind nämlich nicht ganz einfach wegzustecken. Zum Glück engagiert sich Peter sehr fleißig im Haushalt und bekocht mich jeden Tag (häufig mit Wochenbettsuppe).

Wie ich es ab nächster Woche ganz alleine mit dem Baby und allem anderen schaffen werde, wenn er wieder ganztags außer Haus ist? Naja, irgendwie wird es schon gehen.

Wölfchen genießt es, von der Sonne an seinen Füßen gekitzelt zu werden – und von mir, denn bei jeder sich bietenden Gelegenheit kraule und massiere ich die süßen Baby-Treter. Die schuppen sich wieder einmal ganz schön, und man sieht das Baby förmlich vor sich hinwachsen. Die Kleine hat es offenbar eilig, rasch zu wachsen. Kein Wunder, dass sie so viel Schlaf braucht.

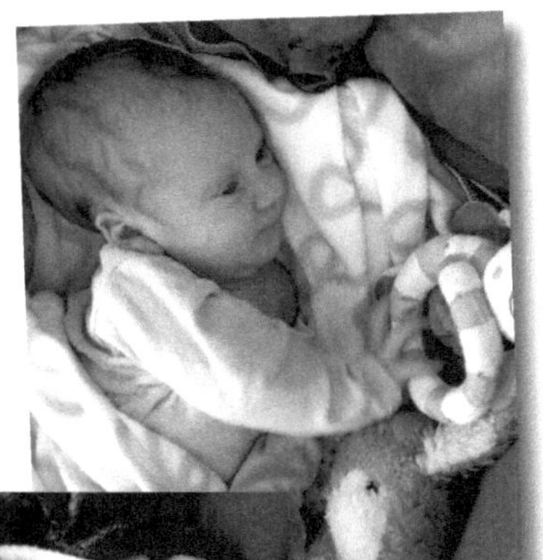

Und wie aktiv sie ist! Fischt schon nach ihrem Kringelwurm und schubst ihn mit ein wenig Glück tatsächlich zu sich her. Was sie dann damit macht? Natürlich probiert sie, ob Milch rauskommt. Man kann ja nie wissen ;-)

Am Foto habe ich gesehen, dass der Schepperhase das Schauspiel sehr interessiert beobachtet. Immerhin war er schon mein Spielhase, als ich ein Baby war, und verfügt daher über viel Babysittererfahrung. Wie er diese Verantwortung wegsteckt?

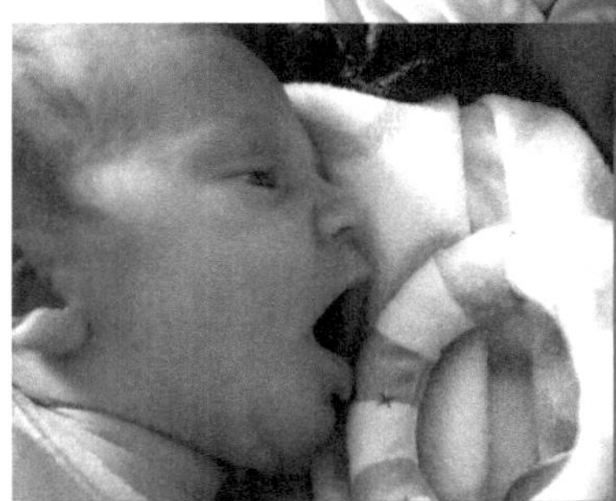

Langsam dämmert Anna, ...

... dass das Leben mit Baby kein Honigschlecken wird. Ihr Wölfchen ist klein und fällt noch kaum ins Gewicht, aber daran lässt sich der Pflegeaufwand nicht abmessen. Rund um die Uhr ist Anna für ihr Baby verantwortlich, und eigene Bedürfnisse treten zwangsläufig in den Hintergrund.

Vielleicht hätte sie sich schon vor der Geburt um eine Haushaltshilfe umschauen sollen? Zwar werden in der Schwangerschaft zahlreiche Untersuchungen angeboten, und auch der Kinderarzt freut sich über den Besuch von gesunden Neugeborenen, um Stempel zu verteilen – aber was ist eigentlich mit der Sorge um die junge Mutter?

Donnerstag, 12. Lebenstag

Morgens: Der ständige Schlafentzug geht ja auf keine Kuhhaut! Ich denke, das Kind kann auch besser schlafen und hat vielleicht irgendwelche Blockaden. Zum Glück habe ich heute Nachmittag bei einer auf Babys spezialisierten Osteopathin einen Termin bekommen. Mal sehen, was die für uns tun kann.

Während ich zunehmend schmäler werde, nimmt das Baby laufend an Gewicht zu und scheint bei einer Art Wachstums-Weltmeisterschaft mitzumachen.

Schön für Wölfchen! Aber durch meinen Geringschlaf bin ich derzeit recht nahe am Wasser gebaut. Wehe, es schaut mich jemand schief an, schon rinnen die Tränen ...

Abends: Wir sind wieder da, nach insgesamt 3 Stunden Spaziergang und halbstündiger Behandlung. Wenn unsere Therapeutin Recht behält, werden auch die kalten Hände und Füße von Wölfchen demnächst wohlig durchwärmt sein. Sie war ganz begeistert vom Baby. Diese Begeisterung tut auch mir als Mama im Dauereinsatz gut :-)

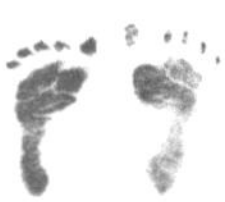

Wölfchen bekam ja heute bei der Osteopathin das volle Programm in puncto Ganzkörperwärmefluss und Lösen diverser Blockaden. Sie sollte nun auch ruhiger schlafen können – und lernen, ordentlich zu schreien. Bislang maunzte sie nur so vor sich hin, wenn ihr was nicht passte.

Lassen wir uns überraschen und hoffen wir das Beste, denn der permanente Schlafentzug (vor allem nachts) ist wirklich grausam.

Gut, dass Peter ins Wohnzimmer gezogen ist und dort durchschlafen kann. Der hätte sich sonst in der Firma ein Schlafsofa aufstellen müssen.

Am besten, ich schreibe Wölfchen einen Brief. Das kann nicht schaden:

„Liebes Wölfchen, du bist zwar unheimlich süß, kostet mich aber gerade den letzten Nerv. Nicht nur dann, wenn du an meiner derzeit etwas angeschlagenen und hyperempfindlichen linken Brust hängst und unnötigerweise nochmals andockst, weil du vor lauter Eifer die Warze nach dem ersten Mal wieder verloren hast. Ich hoffe auf eine zunehmend entspanntere Kooperation zwischen uns beiden. Danke."

Zusammen mit dem Schlafmangel ...

... kommt auch Annas sensible Seite außergewöhnlich stark zum Vorschein. Sie ist deshalb nicht nur besonders empfindlich, was die Reaktionen bzw. Aktionen der anderen angeht, sondern auch, was ihre Schmerzleitung betrifft. Und die linke, weniger ergiebige Brust war noch nie Annas Lieblingsstillbrust.

Vor allem das Ansaugen tut erstmal höllisch weh, und Anna schmiert links – nach einigen Tagen Schmierpause – wieder regelmäßig Lanolin vor dem Stillen. Das macht die ersten Ansaugsekunden halbwegs erträglich.

Vom Besuch bei der auf Säuglinge spezialisierten Osteopathin werden Wölfchen und Anna noch lange profitieren, denn sie hat diverse Dinge „geradegerückt" und so die Basis für einen zufriedeneren Babyschlaf gelegt. Wölfchen war in seine Therapeutin gleich „verliebt" und hat wunderbar mitgearbeitet.

Die Kleine hat sogar ihre eigene Geburt noch einmal „nachgespielt" und gezeigt, wie aktiv sie damals am Gebären beteiligt war: Mit kräftigen Bewegungen vor allem der Füße hat sie sich dabei herausgeschoben und dabei gleichzeitig den Kopf in die geeignete Position gebracht. Schlaues Wölfchen! Wenn es jetzt noch lernt, besser zu schlafen ...

Freitag, 13. Lebenstag

Endlich eine „gute Nacht", die diesen Titel auch verdient! Vielleicht hat auch das Weizenbier geholfen, das mich so wunderbar schläfrig gemacht hat.

Jedenfalls konnte ich von 21 Uhr bis 24 Uhr, von 2 Uhr bis 5 Uhr und von 7 Uhr bis 9 Uhr schlafen, habe dann das Mittagessen verschoben und weiteren Schlaf von 12 bis 15 Uhr getankt.

Auch Wölfchen ist müde. Der Besuch bei der Osteopathin war wohl auch für die Kleine anstrengend und zeigt eine positive Wirkung.

Wachsein ist Silber, Schlafen ist Gold.

Schlaf aufzuholen steht derzeit auf Annas Prioritätenliste ganz oben. Deshalb sind ihre Tagebucheinträge momentan auch nur recht kurz.

Samstag, 14. Lebenstag

Am Küchenfenster steht noch immer der Tulpenstrauß, den mir meine Fußreflexzonen-massage-Fee einige Tage nach der Geburt geschenkt hat. Ein weiteres Foto, das den Lauf der Zeit erahnen lässt.

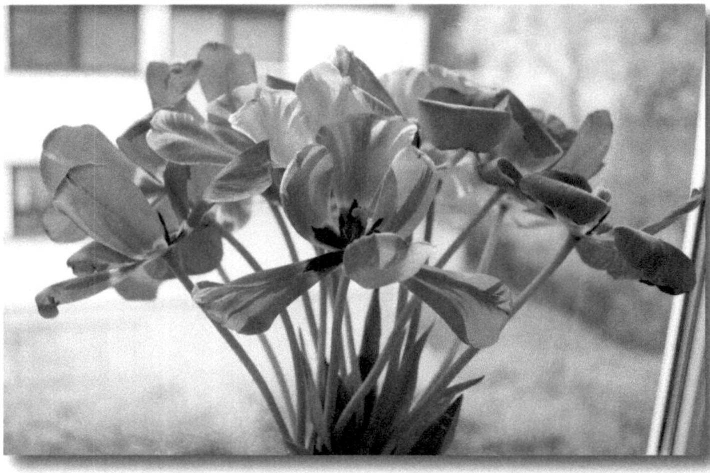

Habe mich weiter erholt und genossen, dass Peter den ganzen Tag zu Hause war. Im geschenkten Kinderwagen von Tante Lore hat die Kleine einige Zeit im Garten geschlafen. Gar nicht so unpraktisch, das sperrige Teil. Aber unterwegs möchte ich nicht darauf angewiesen sein, da lobe ich mir mein Tragetuch.

Peter gibt sich mit dem Baby zwar Mühe, aber dennoch geht es bei den beiden nur im schlafenden Zustand ohne „Beschwerden" ab. Wölfchen will gerne und häufig an die Brust, und wenn Peter das Baby nimmt, riecht es offenbar den „Betrug".

Anna kommt langsam drauf, ...

... dass sich einige Teile, die sie eigentlich nicht anschaffen wollten, doch als praktisch erweisen könnten. Zum Beispiel ein mobiles Bett für Wölfchen alias „Kinderwagen", aus dem es – solange es noch so klein ist – nicht herausfallen kann. So haben Anna und Peter die Möglichkeit, das schlafende Kind auch woanders als im Bett oder am Sofa abzulegen.

Wie war deine zweite Woche mit dem Baby?

Sonntag, 15. Lebenstag

Eine Mücke war heute Nacht in meinem Schlafzimmer. Noch Fragen, was die Nachtruhe angeht? Habe sie Sonntagmorgen mit der großen Wolldecke (hoffentlich) erschlagen. Eine hinterhältigere Art und Weise, mir den restlichen vorhandenen Nachtschlaf zu rauben, gibt es wohl kaum.

Wobei, siehe den Eintrag zu Wölfchen...

Gratulation! Wölfchen hat seinen ersten originalen Schnupfen von mir geerbt. Oder von Peter. Oder von uns beiden. Oder hat es uns beide am Ende angesteckt?

Jedenfalls ist das mit dem guten Schlafen für die nächste Zeit mal wieder gegessen, schätze ich. Das Baby rotzt und windet sich im Halbschlaf und röchelt bemitleidenswert vor sich hin.

Im seltenen Fall, dass die Kleine endlich mal Ruhe gibt, höre ich die Mücke (die inzwischen ja hoffentlich tot ist).

Peter kann wirklich froh sein, im Wohnzimmer zu nächtigen. Aber auch er ist schon ziemlich mitgenommen und geht um halb 10 ins Bett.

Krankes Baby, doppelter Stress.

Auch für Peter gilt daher: Genug Schlaf tanken und ausgeglichen bleiben! Stimmungsschwankungen sind sonst vorprogrammiert, und die Beziehung wird auch künftig noch auf harte Proben gestellt werden.

Montag, 16. Lebenstag

Mist! Ich habe einen leichten Infekt aufgeschnappt und fühle mich dementsprechend. Nachts hatte ich sogar über 39 Fieber. Zwar ein gutes Zeichen, dass mein Immunsystem funktioniert, aber auf diese kostenlose Überprüfung hätte ich gerne verzichtet.

Habe viel getrunken und viel gepieselt, und morgens war das Fieber nur noch eine leicht erhöhte Temperatur.

Meine Brüste haben sofort auf die Krankheit reagiert und zwicken etwas. Gut, dass ich heute viel liegen konnte und Peter mittags gekocht hat.

Wölfchen hat zwar kein Fieber, aber es rotzt nach wie vor fleißig vor sich hin. Dieser Schnupfen ist eine echte Herausforderung für sie als Nasenatmer! Immerhin hat sie beim Säugen ja ständig den Mund voll.

Die Kleine hat beim Trinken zwar mehr Luft als gewöhnlich geschluckt und quälte sich dann bis abends mit häufiger Pupserei, aber ansonsten war sie erstaunlich gut gelaunt und hat zwischendurch eben mit offenem Mund geschlafen.

Niedlich das Foto, wo man ihren Milchbart sieht. Das Doppelkinn lässt sich auch nicht mehr leugen.

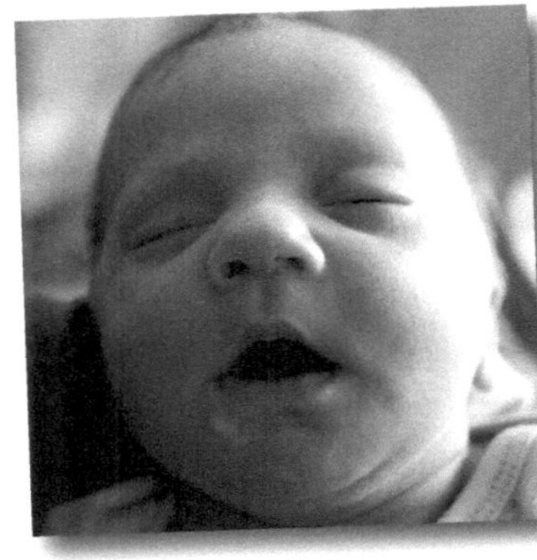

Kranke Mama: Höchststrafe!

Schnupfen beim Säugling – wie gemein! Und dann auch noch in Kombination mit einer kranken Mama, die hoffentlich rasch gesund wird. Den Rotz kann das Baby beim Niesen zwar selber nach vorne schieben, aber was dann noch drin steckt, macht beim Stillen unter Umständen Probleme. Wenn erforderlich, sollte das Baby einige Male neu angelegt werden, damit es zwischendurch mit dem Mund Luft holen kann. Diese Methode wird es wahrscheinlich auch ohne Mamas Hilfe probieren und beim Trinken immer wieder kleine Pausen einlegen.

Dienstag, 17. Lebenstag

Es geht mir viel besser! Offenbar bin ich im Expressmodus genesen und mein Körper hat die Dringlichkeit meiner Heilungsanfrage verstanden. Das Fieber ist weg, und meine Nase ist auch fast vollkommen frei.

Zweifelsohne habe ich schon wieder Oberwasser, denn meine Lust auf Bewegung steigt. Jedenfalls tut mir das sanfte Turnen zu Hause gut und stärkt meine Selbstheilungskräfte. Auch mein Kreuz freut sich über die Bewegung. Stillen und Babytragen sind auf Dauer nämlich ganz schön anstrengend für meinen Rücken.

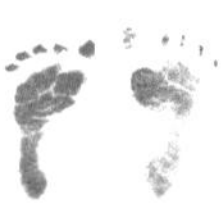

Wölfchens Nabel geht noch weiter nach innen, und auch die Bauchmuskeln meines Babys werden zunehmend stärker. Heute hat sich die Kleine schon selbstständig auf die Seite gerollt – ich muss also Acht geben, dass sie nicht bald von irgendwo runterkugelt!

Mit ihrer Rollmopstechnik zieht sie die Beine nach oben und legt sie dann quasi seitlich wieder ab. Die Hände fungieren dabei als eine Art „Lenkrad".

Überhaupt dirigiert sie gerne, und zwar in großen, flüssigen Andante-Bewegungen. Das ist sehr hübsch anzusehen.

Alle ihre Sinne „reifen" nach: vom Neugeborenen- in den Babymodus. Damit ich später nicht vergesse, wie klein unser Baby einmal war, habe ich heute einen Fuß-Finger-Vergleich fotografiert.

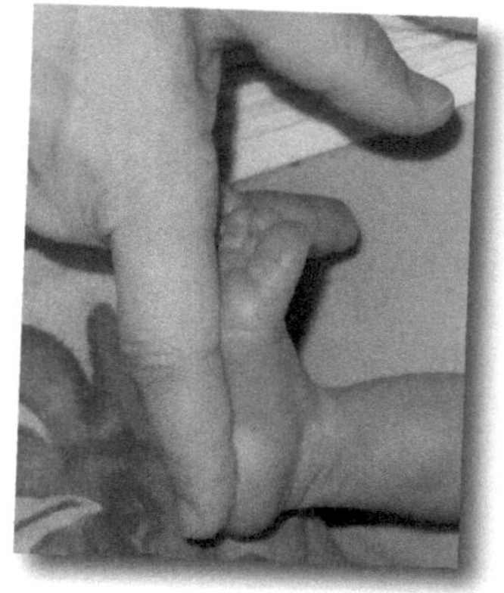

Sehen kann so spannend sein!

Wölfchen dirigiert inzwischen nicht nur mit den Händen, sondern die Kleine hat auch das Fernsehen begonnen. Als Anna neulich vor dem Kühlschrank stand und Wölfchen im Arm hatte, bemerkte sie, dass ihr Baby relativ weit entfernte Dinge gezielt mit den Augen verfolgte. Aus der ursprünglichen „die Sichtweite reicht grad mal bis zur Mama"-Distanz wird nun zunehmend ein ausführlicher Rundum-Blick. Kein Wunder, dass Wölfchens Weltbild gerade im Wanken ist – so viele neue Eindrücke! Da heißt es bei jeder Gelegenheit: Zurück zu Mama und an die Brust, denn dort ist alles so herrlich vertraut.

Mittwoch, 18. Lebenstag

Wie wunderbar! Meine seit Beginn der Schwangerschaft bestehende Verstopfung scheint sich langsam in Wohlgefallen aufzulösen. Nachdem das Mama-Därmchen gestern noch etwas zwackte, weil es nach seiner richtigen Position Ausschau zu halten schien, flutscht der Inhalt heute geradezu. Eine Freude ist das!

Und das in Kombination mit einer wirklich guten, nur durch einfaches (!) Säugen unterbrochenen Nacht.

Die Fähigkeiten unserer Därme scheinen sich übrigens aneinander anzugleichen. Soll heißen: Meiner ist fast wieder „der Alte", und Wölfchens Darm wird offensichtlich ein fester Freund fürs Leben.

Vorbei sind die von lautvollem Stöhnen begleiteten Dauer-Pups-Orgien. Wir marschieren hin zum Gegenteil, dem wohlfeilen Kacken in Normal-Dosis, abgehalten mit dem Normal-Geräusch eines eben ganz offenbar normal verdauenden Säuglings. Ich wünsche mir, dass es so weitergeht!

Ach, da war noch eine Kleinigkeit. Geht das Eine, kommt das Andere: Etwas Neugeborenenakne hat Wölfchen bekommen. Dass unser Mädchen mit 18 Tagen schon aussehen muss wie ein pubertierender Teenager – naja.

Ich habe Hebamme Trude nach einem Tipp gegen die Akne gefragt. Sie meinte, das sei wohl ein Zeichen für besonders „reichhaltige Ernährung", was ich auch an Babys Ausscheidungsmenge merken würde. Und dass ein paar Tage „Schmalkost" das Hautbild verbessern könnten.

Pustekuchen! Da bleiben wir lieber bei den Pickelchen und stillen volle Pulle durch.

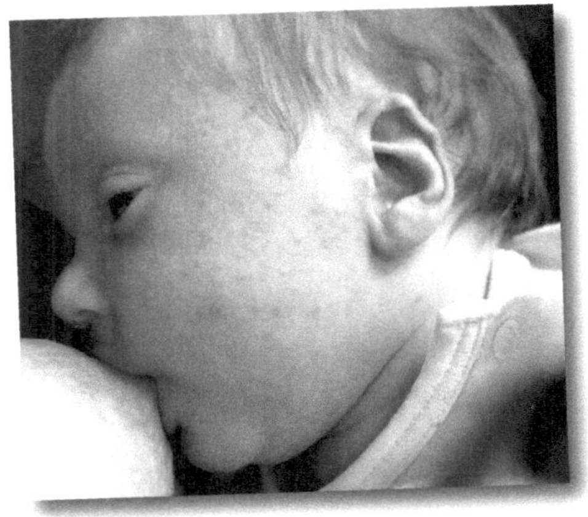

So langsam ...

... kehrt das alte Körpergefühl auch in Annas Körpermitte zurück und ihre Verdauungseingeweide normalisieren sich. Monatelang hatte sie mit Verstopfung zu tun und konnte alle möglichen und unmöglichen Tipps und Tricks dagegen ausprobieren und auch wieder sein lassen. Doch nun geraten ihre Darmzotten freiwillig in Schwingung und Verzückung, haben sich wieder an das Mehr-Platz-im-Bauch-Gefühl gewöhnt und verstehen, dass es nun an der Zeit ist, die Normalität einkehren zu lassen.

Wetten, dass auch Wölfchen dieses Gefühl in sich „einsaugen" wird?

Donnerstag, 19. Lebenstag

Das war's wohl (großteils) mit dem Wochenfluss oder dem, was noch davon übrig war. Es kommt nur noch wenig mit Schleim gemischte Flüssigkeit, und ich habe den Eindruck, es geht nun schon darum, die Gebärmutter „besenrein" zu machen. Der große Frühjahrsputz ist jedenfalls überstanden. Gut so! Ich brauche nicht einmal mehr Slipeinlagen, sondern drücke das bisschen, was noch kommt, einfach in bewährter freier Mens-Art ins Klo.

Trotzdem bin ich froh, morgens keine Termine wahrnehmen zu müssen und liegenbleiben zu können. So verstreicht zwar ein Teil des Tages scheinbar ungenützt (säugend und halbschlafend), aber das ist nun mal derzeit meine Hauptaufgabe.

Wölfchens Gelbsucht lässt nach und die Pickelchen der Kleinen sind wenig dramatisch. Unser Mädchen wird zunehmend wacher und konzentriert sich schon minutenlang auf eine Sache. Zum Beispiel auf die Fransen der Wolldecke, die neben ihr liegt. Oder auf die Fransen des kuscheligen Hundes, den ich im Badezimmer zu ihr auf den Boden lege, wenn ich dusche.

Sie genießt es außerdem, am Bauch liegend den Po nach oben zu recken und so etwas wie erste Krabbelbewegungen zu machen. Noch schieben diese Froschhopser hauptsächlich ihre Unterlage zur Seite, während sie selber auf der Stelle „krabbelt", aber man merkt schon, wie kräftig das Baby ist und wie stark sein Drang ist, die Welt zu erkunden!

Ist eine stillende Mutter „arbeitslos"?

Bitte keinen Frust, wenn das Gefühl einkehrt, nichts weiterzubringen! Vom Baby als Arbeitgeber ist nämlich kein verbales Lob zu erwarten, und es gibt auch keine Gehaltserhöhung. Nachmittags ungeputzt und im Schlabberlook zwischen Küche und Bad herumschweifend – das ist bestimmt kein Einzelfall, und für viele Mütter (vor allem beim ersten Kind) wohl eher an der Tagesordnung, als die piekfein herausgeputzte Mama zu spielen.

Tipp: Dem Baby ist es herzlich egal, wie seine Mama aussieht. Hauptsache, sie hat Zeit und die leckere Milch fließt!

Freitag, 20. Lebenstag

Endlich! War (mit Tampon) wieder schwimmen, und das tat so gut. Es fühlt sich deutlich anders an als mit dem dicken Bauch, wo ich für zwei atmen musste.

Eigentlich bin ich wieder halbwegs fit, aber im Detail merke ich, dass vor allem mein Bauch noch etwas schlabberig und auch das restliche Gewebe noch nicht so „fest" ist wie gewöhnlich. Die Hormone tragen wohl auch ihren Teil dazu bei, dass nicht nur die Milch fließt, sondern auch mein Körper ein großes, fließendes Ganzes ist. Anders kann ich das gerade nicht beschreiben.

Jedenfalls war es sehr gut, das große fließende Ganze im schützenden Wasser getragen zu wissen und gleichzeitig etwas für meine Kräftigung zu tun.

Zum störungsfreien Schwimmen hatte ich Wölfchen übrigens an seinen Papa weitergegeben, der dann zwei Stunden aufpassen durfte. Verhungert war die Kleine jedenfalls noch nicht, als ich wiedergekommen bin. Aber durchaus hoch erfreut, mich zu sehen. Und auch Peter schien erleichtert.

Im Gegensatz zu einem Fohlen, ...

... das nach seiner Geburt aufsteht und laufen kann, können Menschenbabys wochen- und monatelang nur das Nötigste. Sie können zwar saugen und so Nahrung zu sich nehmen, sie können atmen und ausscheiden und haben ein paar Reflexe, aber viele andere Dinge etablieren sich erst mit der Zeit. Das Baby riecht allerdings sehr genau, wenn seine Mama in der Nähe ist (oder wenn der Papa die Mama vertritt und so gar nicht nach Muttermilch duftet).

Samstag, 21. Lebenstag

Weil es gestern mit dem Schwimmengehen so gut funktioniert hat (bravo, Peter, du darfst wieder ran ;-), war ich heute das erste Mal seit drei Wochen in einem Yoga-Kurs. Ich bin sehr gut mitgekommen, allerdings war es auch ein sehr sanfter Kurs, mehr auf Stretching ausgerichtet als auf Kräftigung. Neben mir turnte eine Schwangere, und ich fühlte mich prompt in die Vergangenheit zurückversetzt. Das Schwangersein-Gefühl ist ja noch nicht so lange her.

Am Ende des Kurses ist dann die Milch eingeschossen und ich wusste: Wölfchen wird langsam hungrig werden zu Hause. Aber Papa hat aufgepasst und die Situation ganz toll gemeistert. Wölfchen durfte auch wieder ein paar Schlucke Wasser zur Überbrückung trinken ;-)

Unser Baby wachte auch heute kurz nach meinem Weggang auf und wollte bis knapp vor meiner Rückkehr von Papa getragen werden. Das macht Peter zwar viel Arbeit, aber ich denke mir, langsam kann das Baby zumindest stundenweise ohne seine Mama auskommen. Und auch der Dauer-Anschluss an Mamas Milch-Leitung ist nicht mehr unbedingt erforderlich.

Man möchte der Kleinen sagen: „Baby, sei dir sicher, die Brüste werden zurückkehren!“ Bestimmt kann auch ein sehr kleines Baby schon verstehen, dass es nicht verhungern muss, nur weil Mama „in den abschauenden Hund“ oder ins Schwimmbad geht.

Drei Babywochen sind rum.

Anna braucht einen Teil ihrer Eigenständigkeit zurück, sonst bekommt sie Lager-Koller und Baby-Frust! Es ist zwar schön, das Kleine nah und eng bei sich zu haben, aber nur das Baby und kein (körperlicher) Ausgleich, das ist nix!

Horch auch du genau in dich hinein und frage dich: Was tut mir gerade jetzt gut? Was brauche ich? Und vor allem: Was kann ich auch organisieren, damit es kein bloßer Wunschtraum bleibt?

Was tut dir gerade jetzt gut?

Welche Träume sollen wahr werden?

Sonntag, 22. Lebenstag

Heute habe ich Papa zum Sport geschickt. Sonst geht es dem noch wie mir und er wird mürrisch, weil sich alles nur ums Baby und den damit verbundenen Babykram dreht.

Er kam jedenfalls energiegeladen und bestens gelaunt zurück: eine gute Investition in seinen Körper und unsere gemeinsame Stimmungslage!

Mein Körper hat sich inzwischen fast perfekt auf Wölfchens Milchbedarf eingestellt, und die Milch wird immer punktgenau nach Wölfchens Ansaugen geliefert. Der Milcheinschuss prickelt wirklich stark, mein lieber Scholli! Das Prickeln dauert ca. 20 Sekunden, und dann ist der Spuk auch schon vorbei. Man fühlt ganz genau, wie sich die Milchbläschen in der Brust füllen und das Gewebe (etwas schmerzhaft) rasch gedehnt wird.

Manchmal ereilt mich so ein Milcheinschuss auch ohne vorheriges Ansaugen. Dann muss ich rasch die Hände auf die Brüste drücken, sonst gibt es Flecken und nasse Shirts. Aber die gibt es auch so immer wieder einmal. Was ich nicht schlimm finde, bin eben eine Stillerin. Stilleinlagen finde ich ziemlich unsexy. Eine Art Brust-Windel. Meine Brüste werden schon noch lernen, dicht zu halten. So wie Wölfchen ;-)

Speikinder sind Gedeihkinder, heißt es. Wenn das stimmt, dann wird Wölfchen ja sowas von gedeihen! Manchmal hat sie Schluckauf und kotzt dann pro Hickser einen guten Schluck Milch aus (das geht bis zu 10 Mal so dahin). Klar, dass sie danach wieder Hunger hat, sich besäuft und das Spiel von vorne beginnt. Aber nachdem sie fleißig am Zunehmen und Wachsen ist, bekommt sie ganz offensichtlich genug ab und leidet keinen Hunger.

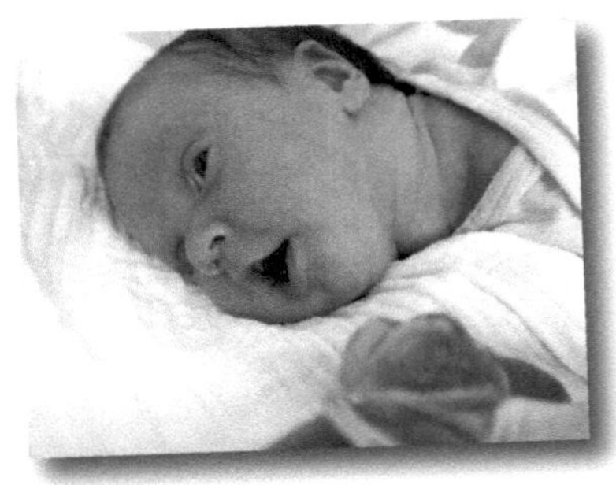

Besonders viel Spaß macht der Kleinen derzeit das Erkunden der Umgebung in Bauchlage. Vor allem das kleine blaue Zauberkrokodil lässt sich so bequem annuckeln und mit der Hand wegschubsen.

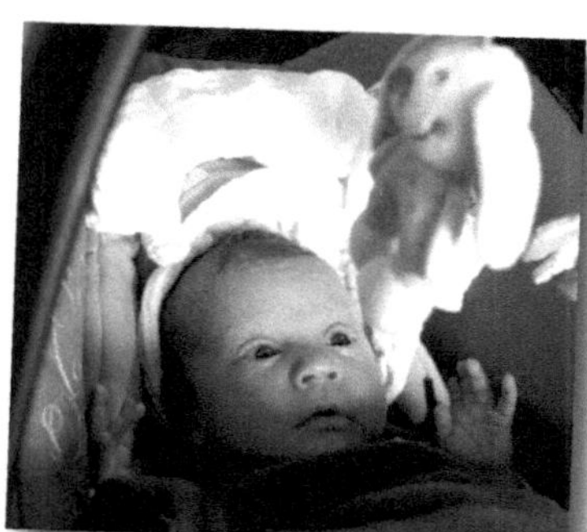

Aber auch hier gilt: Ohne Spucktuch unter Wölfchens Kopf hinterlässt der Saugnapf eine Spur der milchigen Verwüstung, die nachher ranzig wird.

Spuckis sind auch am Autositz Pflicht, den wir heute das erste Mal für eine kurze Tour verwendet haben.

Mamas Brust ist ein sehr komplexes Wesen!

Es dauert einige Wochen, bis sich die benötigte Milchmenge eingependelt hat und das Zusammenspiel zwischen Säugling und Brust klaglos funktioniert. Nun, drei Wochen nach der Geburt, hat Anna keine Ansaugschmerzen mehr. Nachts wird ihre Brust nicht mehr so knallvoll wie noch vor einigen Tagen und sie kann wieder auf der Seite schlafen, ohne prompt Angst vor einem Milchstau haben zu müssen. Somit wird eine Art „milchiger Alltag" spürbar.

Montag, 23. Lebenstag

Heute gab es Besuch. Von Tante Lore. Draußen war es schwül heiß, und Tante Lore hat mir alle paar Minuten erklärt, die Kleine würde Fencheltee in einem Flaschi benötigen. Dann habe ich auch noch Spargel gegessen, und alles in allem hat die Kombination aus Lorchens Fencheltee-Empfehlungen und dem entwässernden Stink-Urin-Spargel dazu geführt, dass Wölfchen ziemlich aus dem Häuschen war. Meine sensible Brust hat nämlich prompt die Milchproduktion heruntergefahren! Kein schönes Gefühl. Zum Glück hat sich nachts wieder alles beruhigt.

Wölfchen ist ein sehr sensibles Wölfchen, und sein Pelz ist noch nicht so dick, als dass es nicht merken würde, was um es herum so alles passiert. Wenn Tante Lore daher meint, sie könne es am Arm tragen und seinen Hunger mit Fenchelteegerede stillen: weit gefehlt!

Immerhin hat die Kleine schon über 1 kg zugenommen. Es lebe die Muttersahne! Andere Speisen und Getränke braucht sie nicht, und von Fencheltee wächst kein Baby. Der macht höchstens, dass die Milchmenge bei mir zurückgeht, weil weniger abgefordert wird. Liebes Wölfchen, lass uns anstrengende Besucher in nächster Zeit meiden.

Besucher ohne eigene Stillerfahrung können stressen.

Zur Aufgabe, den Säugling voll zu stillen, kommt dann nämlich noch jene hinzu, die Besucher mit Informationen zum ausreichenden Wert der Muttermilch zu versorgen. Da kann selbst die selbstsicherste Mama aus dem Tritt kommen, und Brüste sind – genau wie Kinder und Mamas – sehr empfindlich! Sie reagieren nicht nur auf Zugluft, sondern auch auf zügige Kommentare anderer Leute. Hier darf es auf jeden Fall ein „Entschuldige, aber mir reicht es gerade" als Antwort geben oder den Hinweis darauf, dass sich Mama zum Stillen zurückziehen möchte. Das Herumtragen durch Fremde ist für Säuglinge ebenfalls ungewohnt und kann sich in Schreien und einem unausgeglichenen Gemütszustand äußern. Wenn Mama das Gefühl hat, der Besuch strengt sie und/oder das Baby an, dann kann man ihn auch höflich vor die Tür bitten.

Dienstag, 24. Lebenstag

Tante Lores Besuch war wirklich ausgiebig. Ich bin immer noch gestresst von gestern und brauche Erholung.

Unsere liebe Osteopathin hat uns heute besucht und Wölfchens Energiefluss für gut befunden. Ich glaube, so eine Behandlung täte mir auch gut ...

Wölfchen war heute auch noch unausgeglichen und hat tagsüber kaum geschlafen. Umso besser war dann die Nacht – wohl auch bedingt durch den Besuch der Osteopathin. Wobei die Kleine bei der Therapie recht energisch Gegenwehr geboten hat und viel lieber an Mamas Zitzen hängen als auf dem gepolsterten Tisch liegen geblieben wäre.

Stress lass nach!

Wenn kein energetischer Behandler in Sicht ist, dann gilt bei Erschöpfungsphasen nach wie vor: schlafen, schlafen, schlafen. Schlaf ist unersetzlich und durch nichts anderes als durch Schlaf aufzuwiegen. Erst, wenn du nicht ausreichend davon abbekommst, wirst du merken, wie sehr er dir fehlt.

Mittwoch, 25. Lebenstag

Peter kam heute etwas früher nach Hause, und praktischerweise schlief Wölfchen gerade. Ich nutzte die Gunst der Stunde und stahl mich in Richtung Schwimmbad davon. Das Abtauchen war wieder einmal herrlich, und ich weiß gar nicht, wie ich ohne Wasser auskommen sollte.

Wie gerne ich an die Zeit im Schwimmbad zurückdenke, als Wölfchen noch in meinem Bauch war! Nicht nur, dass der Auftrieb bestens war – auch, dass wir im Wasser vereint waren. Wölfchen im Fruchtwasser und ich im Chlorwasser.

Mal sehen, wann ich mich dazu überwinden kann, Wölfchen zu Hause mit in die Badewanne zu nehmen. Bislang roch die Kleine noch so gut, dass ich kein Wasser an sie heranlassen wollte.

Aber langsam setzt sich Restemilch (die, die sie manchmal ausspuckt) in ihren Hautfältchen fest, und das erste Vollbad wird wohl nicht mehr lange auf sich warten lassen.

Wusstest du, dass ...

Neugeborene nicht sofort gebadet zu werden brauchen? Sie riechen so unnachahmlich nach Frischling! Irgendwann aber kommt die Zeit, wo Schweiß und Reste von Muttermilch den herrlichen Babyduft in Muffelgeruch umwandeln, und dann wird Mama spüren, dass sie ihrem Baby ein Bad gönnen mag. Vielleicht im Waschbecken, in einer Babybadewanne oder aber gemeinsam mit Mama in der großen Badewanne. Letzteres hat den Vorteil, dass dein Baby ganz nah bei dir bleiben und beim Baden sogar gestillt werden kann.

Donnerstag, 26. Lebenstag

Was für ein herrlicher Tag! Sonne ohne Ende, und Wölfchen bei mir im Tragetuch. Wir haben uns beide in der Wärme gebadet, und abends dann in der Badewanne. Peter hat Fotos gemacht, im Halbdunkel ohne Blitz.

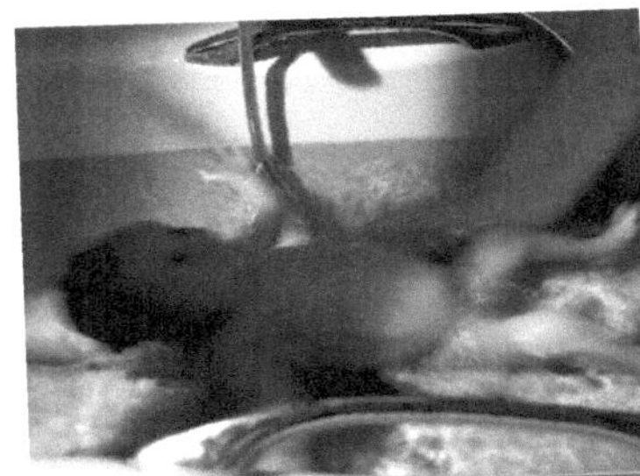

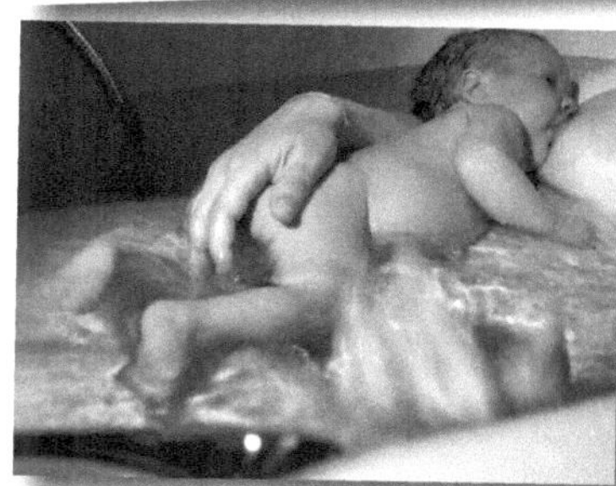

Wie niedlich die Kleine heute ihr erstes Vollbad genommen hat! Ganz vorsichtig habe ich sie am Kopf und Rücken gestützt und sie konnte mit ausgestreckten Armen und Beinen durch das Wasser gleiten. Große Augen hat sie dabei gemacht und sich vielleicht daran erinnert, wie es früher war, als sie tagein, tagaus in sehr viel weniger Wasser und auf sehr viel engerem Raum schwimmen durfte. Zwischenzeitlich kam sie an meine Brust und hat sich dort versichert, dass auch Mama und ihre Lieblingskraftquelle im Wasser sind. Zufrieden und müde ist sie dann eingeschlafen, nicht ohne Saugnippel mümmelnd noch einige Geschichten beim Einschlafstillen zu „erzählen".

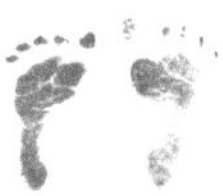

Ein Tipp fürs „Bio-Baby":

Es braucht keine Zusatzstoffe in Babys Babybadewasser, und schon gar keine schäumenden seifigen Substanzen, die Babys feine Haut auslaugen. Wer aber mag und zum Beispiel im Tiefkühlschrank nicht mehr benötigte Muttermilch eingefroren hat, kann diese ins Badwasser kippen und es so in antiker Tradition „aromatisieren". Eine feine Alternative, wenn es für die ganze Wanne voller Milch nicht reicht.

Freitag, 27. Lebenstag

Grauslich, dieser Wettersturz! 15 Grad kühler ist es heute und ich bin komplett platt. Vormittags schon hat es mich am Sofa neben Wölfchen zusammengeklappt, und nachmittags ging es dann in ungefähr diesem Stil weiter.

Wie gut, dass ich heute weder einkaufen noch sonst etwas erledigen musste. Wobei: Ich bin abends sogar aus dem Haus und habe die verlängerte Einkaufszeit zur Besorgung einiger Dinge benützt. Tomaten, zum Beispiel, auf die ich derzeit in Kombination mit Mozzarella, Essig und Olivenöl einen unbändigen Hunger habe.

Wölfchen war heute mindestens genauso müde wie ich. Untertags wurde sie eigentlich nur zum Stillen munter, und hier nicht mal anständig, sondern nur mit halboffenen Augen.

Das regendurchwachsene Wetter hatte aber auch keinen klaren Augenblick verdient, und mein Baby kuschelte sich lieber an mich und in die feinen Wolldecken, in die ich es untertags hülle.

Wolle ist ein wunderbares Naturmaterial!

Sie wirkt ganzjährig wärme- und feuchtigkeitsausgleichend. Mit Lanolin kannst du die Wolle nachfetten und außerdem unempfindlicher gegen Nässe machen. Diese Fettkur ist daher nicht nur sehr gut für Wollfilz-Windelüberhosen geeignet, sondern auch für Wolldecken, in bzw. auf denen das Baby schläft oder liegt. Mit Lanolin gepflegte Fasern saugen nicht nur weniger Flüssigkeit auf, sondern sie werden auch weicher.

Samstag, 28. Lebenstag

Heute Nacht vor 4 Wochen hat Wölfchens Geburtsreise begonnen. Grund genug, wieder dankbar darauf zurückzublicken und bewundernd anzuerkennen, was wir beide geleistet haben.

Dass die Geburt für mich als Mama noch nicht abgeschlossen ist, zeigt mir der doch noch nicht ganz versiegte Wochenfluss. Außerdem spüre ich meine Beckenknochen noch sehr deutlich als „zu weit voneinander entfernt".

Es müssen sich eben auch hier die Dinge wieder aneinander annähern.

Der erste Monat ist rum – unglaublich! Und das fällt mir gerade dazu ein:

Die Kleine baut ihre Hamsterbacken aus und lässt sich ein deutlich wahrnehmbares Doppelkinn stehen. Das sieht witzig aus, vor allem, weil der Hals jetzt praktisch verschwunden ist.

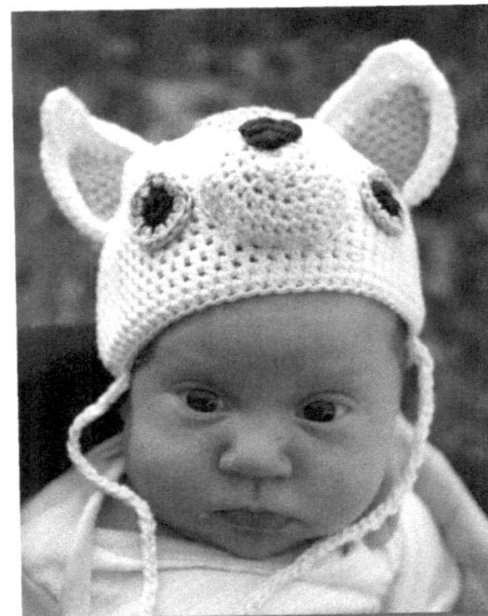

Beim Stillen greift sie gezielt nach der Brust und legt manchmal ihre flache Hand darauf. (Noch sind nicht alle scharfen Erstlingskrallen abgegangen. Vielleicht sollte ich Trudes Tipp befolgen und sie abknabbern?)

Die Säuglings-Verdauung ist spitzenmäßig, und derzeit produziert die Umwandlungsmeisterin meist 1 bis 2 Mal täglich ca. 5 bis 7 esslöffelgroße Portionen allerfeinsten Senfstuhl. Der duftet (in frischem Zustand) nach Joghurt. Kein Wunder, sie nimmt ja nur Milch zu sich und hat eine Art Biomilch-Verarbeitungsmaschine eingebaut. Zur einfachen Klo-Hilfe habe ich im Wohnzimmer ein „Zimmerklo" fürs Baby eingerichtet und sammle dort verbrauchte Auffangtücher.

Die Neugeborenenakne geht zurück, aber wenn sich die Kleine aufregt, bekommt sie recht rasch wieder Stress-Pustel. Die schießen noch schneller hervor als Pilze.

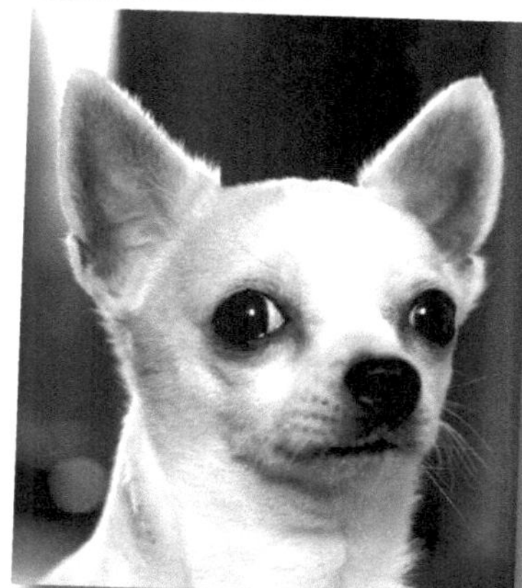

Wölfchens Neugeborenengelbsucht ist zwar immer noch zu sehen, aber inzwischen hat unser Baby auch durch die zahlreichen Außen-Aufenthalte im Gesicht Farbe bekommen. Man könnte glatt meinen, sie wäre auf Urlaub in der Karibik gewesen.

Und weil das Wetter mal wieder miesepetrig ist, hat sie zum Monats-Geburtstag von der Uschi im Club eine gehäkelte Hundemütze bekommen. Damit schaut sie unserer Chihuahua-Dame fast zum Verwechseln ähnlich. (Kein Wunder, die saß schließlich auch Modell für die Mütze ;-)

Das Baby ist noch immer quietschgelb?

Es kann etliche Wochen dauern, bis Babys Farbe „normal" ist und nicht mehr karottig bis gelb. Wichtig ist vor allem, dass das voll gestillte Baby ausreichend trinkt, ausscheidet, wächst und gedeiht.

Der erste Babymonat ist geschafft.

Woran erinnerst du dich gerne?

Worauf bist du besonders stolz?

Sonntag, 5. Lebenswoche

Nicht nur Wölfchens Haut im Gesicht ist empfindlich, auch meine Brüste sind es!

Und wenn die rattenscharfen Erstlingskrallen des Babys gierig nach mir fischen, schaue ich tunlichst, zumindest mit meinen Hochleistungszitzen außer Reichweite zu sein. Es tut nämlich ziemlich weh, von wild durch die Gegend geworfenen Babykrallen an der empfindlichsten aller Stellen gekratzt zu werden.

Überhaupt sind die Brüste mal wieder Thema – konkret: das Ansaugen. Uff. Hieß es etwa, dass es schon schmerzfrei erfolgen könne?

Nun, derzeit haben wir wohl wieder eine recht empfindliche Phase erreicht...

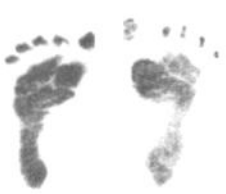

Wölfchens Babyakne im Gesicht heilt ab und die etwas „porösen" Hautfetzchen beginnen, sich zu erneuern. Die Haut der Kleinen ist noch total dünn! Kein Wunder, dass sie bei jeder noch so kleinen Anstrengung einen tomatenhochroten Kopf bekommt.

Und manchmal fließt sogar Blut: Die verbliebenen Erstlingskrallen sind nämlich so scharf, dass sich Wölfchen damit kürzlich selber einen kleinen Schnitt im Gesicht verpasst hat.

Für meine bislang am Balkon bewährte Babyschlafstätte im Wäschekorb muss ich mir langsam aber sicher Ersatz besorgen. Da drin wird's einfach zu eng für die Inhaberin der familieninternen Wachstumsrekordmarke.

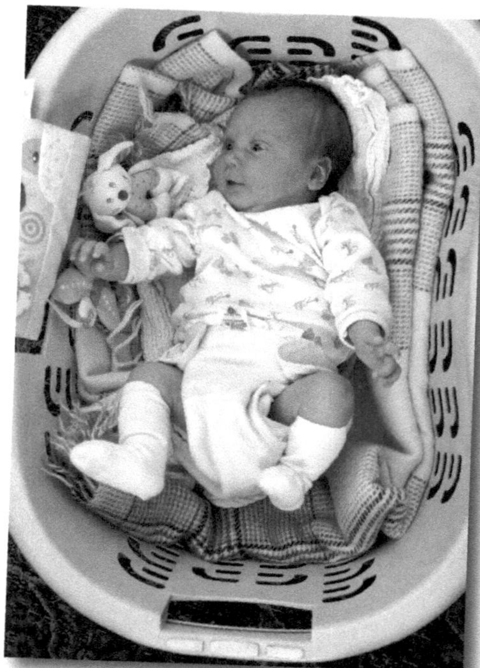

Stillbrüste sind wie das Wetter:

Wenig vorhersagbar und teils überraschend wechselhaft in ihrer Laune. Und was Anna nicht weiß und erst durch Trude erfährt: Ihr Baby hat Soor. Das macht auch die Brüste etwas mürrisch.

Was hast du schon alles erlebt mit deinen Stillbrüsten?

Montag, 5. Lebenswoche

Weil wir beim Thema Brüste waren: Ich bin stolz auf meine zwei Prachtexemplare! Auch wenn sie manchmal Zicken machen. So unscheinbar sie sind, so brav erfüllen sie ihre Arbeit und lassen Wölfchen tagtäglich seine zahlreichen Rationen Milch bekommen. Wie oft die Kleine stillt, kann ich gar nicht genau sagen. Meine Hauptbeschäftigung ist neben dem Schlafen jedenfalls das Säugen. Beziehungsweise das Säugen während des Schlafens, so genau lässt sich das oft nicht sagen ...

Würde ich mir zum Essen so viel Zeit nehmen wie Wölfchen, wäre ich auch den Großteil des Tages am Futtern. Herrlich paradiesisch wäre das! Und ich wüsste, genau wie Wölfchen, dass am rechten Teller mehr Futter drauf ist und würde daher diesen bevorzugen.

Es scheint, als habe die Kleine einen Sensor eingebaut, der ihr sagt: Auf geht's zur nächsten Brust! Diese hier ist erst mal gut ausgelutscht – aber die andere, die hat heimlich auch Milch gemacht, und das solltest du dir nicht entgehen lassen.

Zwei Brüste haben wir.

Und das ist nicht nur für den Fall, dass tatsächlich Zwillinge kommen, eine höchst praktische Angelegenheit. Denn auch bei Einlingen können sich durch das „Brust-Backup" die Warzen zwischen den Saug-Attacken etwas erholen. Außerdem ist Mama auf diese Weise in der Lage, Tätigkeiten, die sie lieber links oder rechts erledigt, gezielt durch links- oder rechtsseitiges Säugen bequem einzurichten (zum Beispiel das Essen mit der Gabel).

Dienstag, 5. Lebenswoche

Die Nächte sind gut, wenn ich zeitig ins Bett gehe. Dann habe ich aus den 10 bis 11 Liegestunden zumindest mein Minimum an Wohlfühl-Schlaf herausgeholt und kann morgens gerade durch die Gegend schauen.

Aufbleiben abends? Kommt nicht in Frage. Das Vorausschlafen hat Priorität, und wofür sollte ich überhaupt aufbleiben? Meine Stilldemenz nimmt zu, und die Handlung von Filmen kann ich mir eh längst nicht mehr merken. Muss schon überlegen, was gestern passiert ist.

Gut, dass Peters Hirn besser funktioniert als meines. Aufs Autofahren verzichte ich derzeit auch weitgehend. Besser, Wölfchen und ich gehen zu Fuß und müssen nur dran denken, dass es rote und grüne Ampeln gibt.

Nachts habe ich eine interessante Beobachtung gemacht. Nicht nur, dass ich oftmals kurz vor Wölfchen wach werde (praktisch, um rasch aufs Klo zu gehen, bevor mich das Baby braucht), sondern auch, dass Wölfchen durch Raunzen und Grunzen bekannt gibt, dass es vor dem Stillen noch kurz pieseln möchte.

Die Kleine wartet dann darauf, dass ich ihren Schlafsack und ihre Schutzhose aus Wollfilz aufmache und ihr „Lulu machen" sage. Dann pieselt sie auf ihr Stofftüchlein und bekommt von mir (ohne dass ich dafür das Licht anmache) ein neues gefaltetes Tüchlein in die Hose gelegt. Klett zu, Schlafsack zu, Wolldecke rumwickeln, andocken und – so möglich – beim Stillen gemeinsam mit dem Baby weiterschlafen.

Das Rad dreht und dreht und dreht sich ...

Nicht immer gelingt es Anna, ihren „stilldementen" Kopf abends abzuschalten. Sie ist dann unruhig, und das überträgt sich natürlich auch auf ihr Wölfchen. Wen wundert es, dass Wölfchen in solch einer mütterlichen Unruhephase nicht einschlafen möchte, sondern ebenfalls zappelig ist? Wenn das Baby dann auch noch Druck auf seiner Blase verspürt oder beim Stillen Luft geschluckt hat, die es wieder loswerden möchte, ist der allabendliche Babytanz angesagt. Und sanftes Schunkeln und Tanzen gepaart mit gesungener Einschlafmusik helfen tatsächlich.

Mittwoch, 5. Lebenswoche

Ich hatte heute einen superfreundlichen Tag. Die Hormone, sie leben hoch! Die Milch fließt, und – hurra! – die Brüste werden endlich (wieder einmal) unempfindlicher. Zwar ist noch alles auf Hallo-Wach, wenn ich mit den Brustspitzen wo anstoße oder sie am Stoff festkleben (was eigentlich ständig passiert, weil die Milch antrocknet und so eine Art Stoffkleber bildet), aber es wird besser.

Aufpassen muss ich dennoch, dass mein Rücken mir das Ganze nicht krumm nimmt, im wahrsten Sinn. Denn den Spruch „Das Kind kommt zur Brust, nicht die Brust zum Kind" kenne ich zwar, aber nicht immer handle ich danach und sitze mehr als selten windschief beim Essen oder sonst wo, während sich Wölfchen gerade betrinkt.

Habe ich schon von Wölfchens Lach-Modus berichtet? Sie grinst dann um die Wette (zum Beispiel mit mir) und ist so umwerfend freundlich, dass einem die Worte fehlen. Am besten, man lacht mit :-) Noch bin ich mir nicht ganz sicher, ob sie eher reflexhaft lacht oder aus einem bestimmten Grund (zum Beispiel, weil sie meinen Haar-Vorhang so lustig findet – oder wird sie durch die Haare im Gesicht gekitzelt?). Auf Knopfdruck klappt das Lachen jedenfalls noch nicht, und ein gutes Foto ist mir davon auch noch nicht gelungen.

Schmerz lass nach!

Vorsicht vor Rückenschmerzen in der Baby- und Stillzeit, denn sie sind oft Ursache weiterer „Defekte“. Da hilft nur: Auf eine gute, entspannte Stillhaltung achten (beim Stillen im Liegen dem Baby und der Mama jeweils etwas Stützendes ins Kreuz legen, zum Beispiel eine geknüllte Decke) und vorbeugend Ausgleichsgymnastik betreiben. Dabei gehen Bauch und Rücken Hand in Hand, und insbesondere der während der Schwangerschaft stark beanspruchte Bauch sollte sorgsam mit geeigneten Übungen bedacht werden.

Donnerstag, 5. Lebenswoche

Auch ich habe Pickel bekommen: Zwei inzwischen verschlossene Milchgänge nahe am Nippel und ein paar als „Montgomery Drüsen“ benannte Talgdrüsen. Die helfen meiner Haut, sich selbst zu schmieren, und der Einsatz von Lanolin wird seltener notwendig. Ob sie, wie in der Literatur beschrieben, auch einen Luftabschluss zwischen Mund und Brust bewirken, wage ich zu bezweifeln. Zumindest, was Wölfchens Trinkverhalten angeht. Es betrinkt sich unter reichlich Lufteinschnappung und pupst und rülpst, was das Zeug hält.

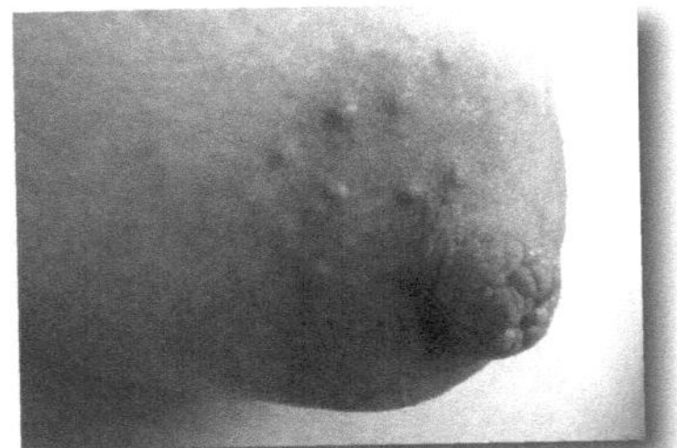

Wölfchens Neugeborenenpickel „wandern“ nun von der linken zur rechten Gesichtshälfte und klingen dort langsam ab. Die Haut darunter ist wieder schön babyweich und fühlt sich nicht mehr so schorfig an. Braves Wölfchen, wie fleißig du gesunde neue Zellen bildest!

Wie rasch die Kleine wächst, merke ich vor allem an ihren Hemdchen, die immer kürzer werden. Die zarten Baby-Beinchen haben schon feine Speckkringel, und die Strampelaktivität wird immer massiver. Wenn das Baby auf meinem oder Peters Bauch liegt, kriegt es den Kopf schon ganz gut nach oben. Zumindest eine kleine Zeit lang, bevor die Kraft nachlässt und ein erschöpftes „errööö“ zu hören ist.

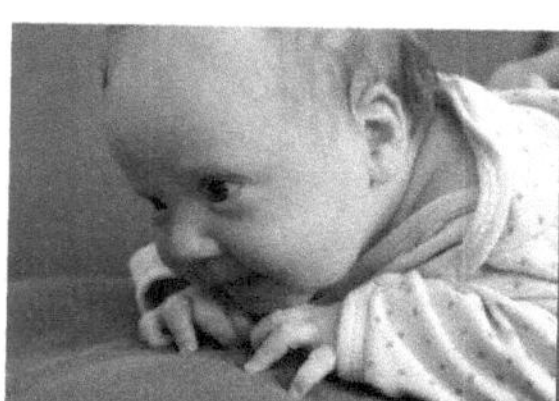

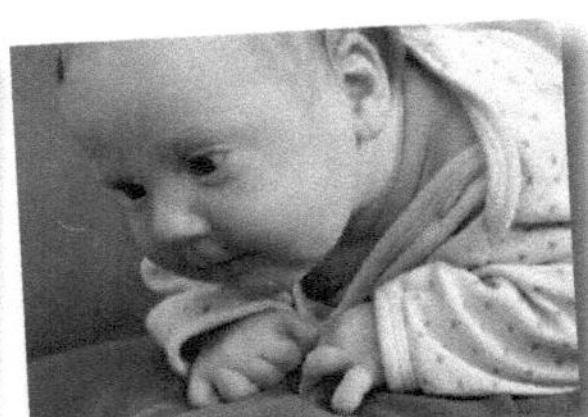

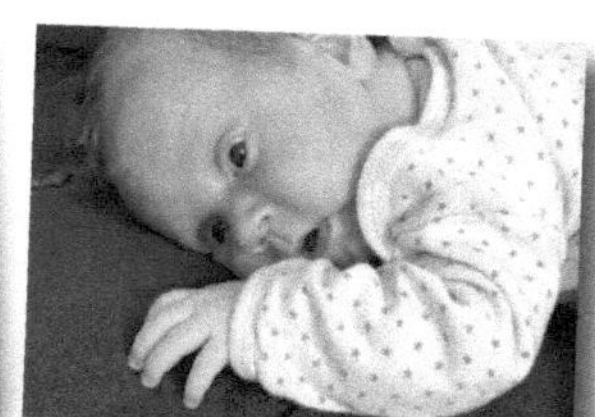

Der Forschergeist treibt uns voran!

Wölfchens Aktivität wächst von Tag zu Tag, und man kann schon jetzt erahnen, wie die Kleine später munter durch die Welt düsen wird. Daher heißt es: Vorsicht, Absturzgefahr bei Babys, die (zum Beispiel zum Wickeln) abgelegt werden und sich plötzlich überraschend vom Rücken auf die Seite oder anderswohin wälzen! Grundregel ist hier: Immer eine Hand am Kind. Aber am besten, das Baby wird erst gar nicht auf einem hohen Platz abgelegt, von dem es herunterfallen könnte. Wickeltische lassen sich zum Beispiel durch eine weiche Decke am Boden ersetzen. Hebamme Trude würde Wickeltische am liebsten verbieten, weil „jede Woche eins runterfällt".

Freitag, 5. Lebenswoche

Auch ich bin durstig – und hatte heute nach längerer Zeit mal wieder etwas Verstopfung. Erstaunlich, wie synchron das Baby und ich geschaltet sind.

Heute werde ich mich wieder in meinen Sportclub aufmachen. Ob Wölfchen (wie neulich) in Peters Armen erbarmungslos weint? Oder lernt die Kleine langsam, dass Mama nicht immer verfügbar ist und Papa keine Milch im Angebot hat?

Wölfchen hatte gestern etwas Verstopfung und hat heute Früh tatsächlich drei „Würste" gelegt, bevor das üblich gelbcremige Matschekacki nachkam. Das hat der Kleinen ordentlich Kraft gekostet! Ich nehme an, die Hitze der letzten zwei Tage hat ihrer Verdauung etwas zugesetzt und den Stuhl hart werden lassen.

Kein Wunder, dass das Baby ständig an der Brust hängt und dort seinen Durst und Hunger stillt. Nur nachts sind die Intervalle etwas länger, vor allem in der ersten Schlafphase zwischen 21 und 1 Uhr.

Gegen Durst hilft Trinken.

Offenbar haben sowohl Anna als auch ihr Wölfchen die heiße Witterung etwas unterschätzt und nicht bedacht, wie viel Flüssigkeit über das Schwitzen ausgeschieden wird. Der Effekt kehrte auch prompt ein, und zwar in Form von Stuhlverstopfung. Vor allem die stillende Mama muss jetzt viel trinken, um ihr Wohlfühlgleichgewicht wiederzubekommen. Aber auch für das Baby ist es an heißen Tagen normal, dass es viel öfter als gewöhnlich an die Brust und dort seinen Durst stillen will. Dies ist keinesfalls ein Zeichen für zu wenig Milch! Manchmal liegt es auch an der typischen Wachstumsphase in dieser Zeit, dass sich ein Kind öfter meldet. Es braucht mehr Eiweiß und Kalk.

Samstag, 5. Lebenswoche

Die letzten Vormittage haben Wölfchen und ich Brust an Mund verschlafen, jeweils von halb 10 bis halb 12. Das war fein! Das Telefon hatte ich auf lautlos gestellt, und die Türklingel war aus.

Und dann hat mich heute Nachmittag in einer Baby-Schlafpause doch etwas gestört und mein Ammengehör alarmiert, während ich in aller Ruhe historisches Tetris gespielt habe: Die winkende, solarbetriebene Pfote der chinesischen Glückskatze, die uns der Mann vom Chinarestaurant vor einigen Wochen geschenkt hat. Klack, klack, klack.

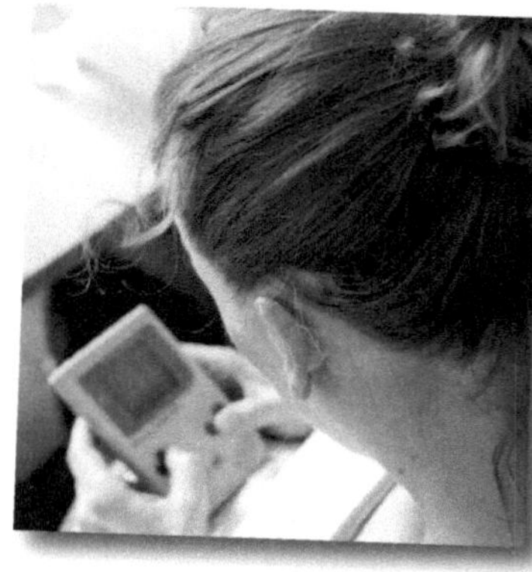

Leider musste ich der Katze gewissermaßen den Arm brechen, damit sie nicht mehr lautstark damit herum wackelt. Auch wenn das eigentlich nicht Sinn der Sache ist.

Gut, dass Peters Storchenwindspiel, das er mir nach der Geburt geschenkt hat, keinen Lärm macht.

Offenbar nehmen Wölfchens Augen langsam eine andere Farbe an und aus dem Grüngrau wird nach und nach etwas Bläuliches. Mal sehen, in welchem Farbton das endet.

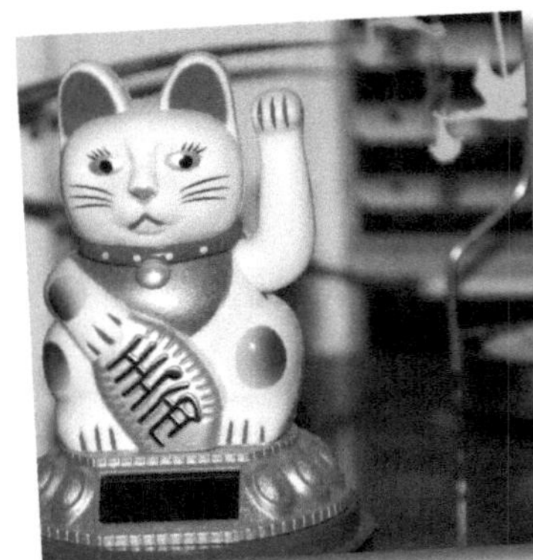

Wir waren heute viel an der frischen Luft und haben die Sonne genossen. Gut, dass wir unseren Rhythmus aneinander angleichen können, was Schlafen und Wachen angeht, und nicht von Terminen getrieben werden.

Sportfreunde stillen.

Ein Baby aufzuziehen und es voll zu stillen ist Hochleistungssport. Und zwar über viele Monate. Jede Mama hat daher das absolute Recht auf Erholung, vor allem in Form von Schlaf und Terminfreiheit. Vielfach wird sich das – vor allem in der gewachsenen Familie mit Geschwisterkindern – zwar nicht immer realisieren lassen, aber wenn möglich sollte jede Mutter beim Schlaf- und Erholungsangebot zuschlagen.

Wie sieht es mit deinem Baby-Rhythmus aus?

Sonntag, 6. Lebenswoche

Endlich! Meine Brüste scheinen ja doch dazuzulernen und werden nach und nach „tauber", was ihre Überempfindlichkeit angeht. Fallweise kitzelt es beim Stillen sogar recht angenehm, wer hätte das gedacht. Jedenfalls kein Vergleich zu den penetranten Anfangsschmerzen, bedingt durch den piranhahaften Zug des Babys.

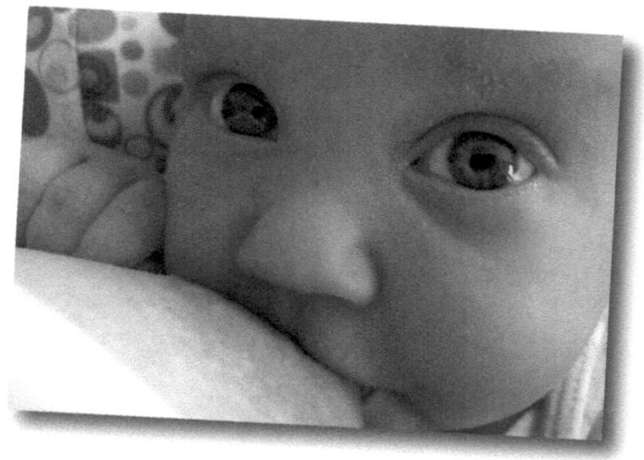

Wölfchen bekommt langsam heraus, dass durch das Drücken auf die Brust noch mehr Milch herausrinnt. Im Tierreich wird das auch „Milchtritt" genannt. Es ist jedenfalls sehr niedlich anzusehen, wie die kleinen Händchen für noch mehr Nachschub sorgen.

Durchhalten lohnt sich!

Nach und nach geht Mama und Baby das Stillen in Fleisch und Blut über und beide perfektionieren diese Art der Fütterung. Sobald die ersten – manchmal recht schmerzhaften – Wochen überstanden sind und sich das Milchbildungsniveau eingependelt hat, macht Stillen den meisten Frauen sogar Spaß. Den Babys sowieso. Zumindest so lange, bis der nächste Wachstumsschub kommt und es heißt: Viel viel viel öfter saugen, damit noch mehr Milch kommt.

Montag, 6. Lebenswoche

Puh, habe leider schon wieder etwas Verstopfung und tue mich schwer. Und das, obwohl ich viel trinke. Allerdings futter ich auch alles Mögliche zusammen und „gönne" mir, im Gegensatz zur Schwangerschaft, wieder Süßkram und Stopfendes. Letzteres wirkt sich auch etwas auf meine Oberschenkel und meinen Po aus.

Vielleicht sollte ich die Leckereien reduzieren? Aber sie tun so gut ... Und Hebamme Trude meint: „Wer in der Stillzeit großzügig zu seinem Kind sein möchte, sollte auch großzügig zu sich selbst sein." Also wird das Eis erstmal nicht vom Speiseplan gestrichen. Im Gegenteil! Verstopfung hin oder her, die Vernunft hat jetzt mal Pause. Erlaubt ist, was lecker schmeckt.

Bei Wölfchens Verdauung ergeben sich offenbar derzeit auch einige Veränderungen: Die Kleine kackt nicht mehr so häufig, und ihre zahlreichen Blähungen riechen irgendwie etwas „erwachsener". Und das, obwohl sie nach wie vor natürlich nur meine Milch trinkt. Ob sie die Milch inzwischen anders verwertet oder sich ein paar neue Bakterien in ihren Darm gesetzt haben?

Erlaubt ist, was gefällt.

Das gilt auch für den Stuhl des voll gestillten Babys. Wann die nächste Portion kommt, weiß deshalb nicht mal das Baby selbst. Intervalle von wenigen Stunden bis hin zu etlichen Tagen sind ganz normal und kein Grund zur Sorge, solange das Baby fröhlich ist und einen gesunden Eindruck macht. Hebamme Trude sagt immer: „12 Mal am Tag oder einmal in 12 Tagen – solange das Kind strahlt, ist alles o.k."

Dienstag, 6. Lebenswoche

Endlich habe ich begriffen, dass Wölfchens Maunzereien in der Nacht oft nichts mit Luftschlucken oder Verdauen zu tun haben, sondern offenbar mit dem Träumen von der eigenen Geburt!

Sie stößt sich dann mit den Beinen von einer imaginären Gebärmutterwand ab und robbt dabei auf ihrem Lammfell weiter nach oben, bis sie wo anstößt. Jetzt, da ich weiß, warum sie das macht, sage ich ihr im Halbschlaf, dass sie schon geboren ist und ganz ruhig liegen bleiben kann. Gleichzeitig lege ich sanft eine Hand auf ihr Köpfchen. Offenbar versteht sie mich, denn meistens hört sie ihre Geburtsübung dann auf und schläft friedlich weiter.

Wölfchen und ich waren heute wieder bei unserer Osteopathin. Sie hat – genau wie ich – bemerkt, dass Wölfchen einen einseitigen „Drall" hat. Verwunderlich ist das nicht, da sie ja die Schwangerschaft über meistens wie ein Kipferl gebogen auf einer Seite gelegen ist. Die Osteopathin hat mir eine Übung gezeigt, wie ich das Baby animieren kann, sich zur anderen Seite und über die Schulter auf den Bauch zu drehen. Etwas widerwillig folgte die Kleine der Therapeutin und hat auch ihren Kopf nachgedreht. Dann hat sie sich wieder, wie im Geburtsvorgang und schon bei unserem ersten Praxis-Besuch, mit den Beinen hinten abgestoßen und ich habe ihr Köpfchen in meine Hände aufgenommen. Es folgte ein geburtsähnlicher Ankunftsschrei und – es war geschafft!

Immer wieder ist es beeindruckend, wie Wölfchen seine Geburt „nachspielt", und die Kleine kann das offensichtlich auch seitenverkehrt.

Was träumen wir, wenn wir träumen?

Zum Beispiel Geschichten. Annas Wölfchen hat in seinem bislang kurzen Erdenleben vor allem eine ganz außergewöhnliche Geschichte erlebt: Die eigene Geburt. Wieder und immer wieder spielt das Baby – gedanklich und körperlich – den Vorgang des sich Herausdrehens und Herausschraubens durch und setzt dabei all seine zur Verfügung stehenden Kräfte ein.

Hast du das Gefühl, dass sich auch dein Baby an seine eigene Geburt erinnert?

Mittwoch, 6. Lebenswoche

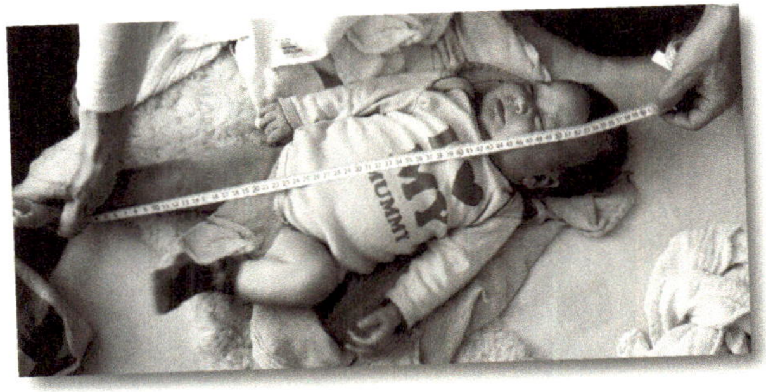

Während sich mein Po-Speck auf ein vertretbares Still-Maß einpendelt, nimmt Wölfchens Gestalt an Rundungen zu. Ein kleiner Buddha ist sie schon rein optisch, und ihr eines Hemdchen platzt am Bauch beinahe (nämlich dort, wo die Druckknöpfe sind).

Sie wird auch unglaublich lang! So wie meine Füße, die in der Schwangerschaft etwas länger und breiter geworden sind.

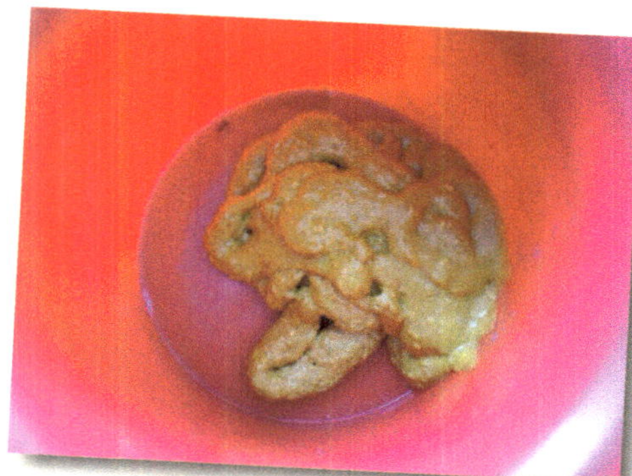

Wölfchen hat heute endlich wieder Kacki gehabt. Und zwar die bekannten zwei Würste zu Beginn und dann zunehmend cremiger werdendes Mus. Am Schluss der gesamt ca. sieben Portionen kamen dann zwei wirklich dünnflüssige Portionen nach. Erstaunlich, was die Kleine alles speichern kann! Gut, dass ich die Masse an farbintensivem Zeug nirgendwo rauskratzen muss.

„Zart wie Babys Po", sagt die Werbung.

Und eigentlich ist es ganz einfach, den zarten Babypo ohne schwitzige Dauerwindeln zu erhalten: Babys entwickeln nämlich schon ganz zu Beginn ein Sauberkeitsbewusstsein und gewöhnen sich erst gar nicht an, sich selbst durch Kot zu beschmutzen. Auch sind sie nicht gerne in vollgemachten Windeln, zumal Babys zarte Babyhaut früher oder später Ausschläge von der feuchtwarmen Nässe bekommt. Wenn das Baby an frischer Luft pinkeln und kacken darf, bleibt sein Po auch ohne Cremes und Salben wunderbar weich und samtig.

Probiert es doch einfach mal aus! Das große Geschäft kündigt sich meist lautstark an und du hast Zeit, zu reagieren.

Donnerstag, 6. Lebenswoche

Weil Wölfchen heute Abend so handzahm war, habe ich die Gelegenheit genützt und Peter gebeten, sie zu beaufsichtigen, während ich in meinem Club den üblichen Kilometer geschwommen bin. Fein war das, und gut für meinen Körper und die Seele. Denn ich habe die Kleine umso lieber, wenn auch mal etwas Abstand zwischen uns ist.

Heute ist das Wetter zusammengebrochen. Kalt ist es geworden und unwirtlich, und Wölfchen hat diesen Tag zu einem Ich-schlafe-viel-Tag erklärt. In den Wachzeiten hat sich die Kleine ganz selbstständig mit ihrer Igel-Spieluhr beschäftigt und dem Klingeläffchen das Klingeln beigebracht.

Sie ist schon sehr geschickt und greift ganz gezielt nach Gegenständen. Dabei beweist sie eine enorme Ausdauer, und ihre Frustrationstoleranz wird immer größer.

Wohl auch das Fassungsvermögen ihres Mageninhaltes, denn sie kommt zunehmend mit längeren Pausen zwischen den Stillmahlzeiten aus und trinkt dann das, was sie sich „angespart" hat, zügig aus. Dabei gibt sie meist ihre stillbegleitenden Laute von sich und redet auch gerne mit vollem Mund. Ganz die Mama ;-)

So lässt sich's leben:

Die ganz anstrengende Anfangsphase mit der gefühlt ständig nötigen Stillpräsenz hat Anna nun langsam überwunden. Ihr Wölfchen ist dabei, immer selbstständiger und auch selbstbewusster zu werden. „Errrööö!"

Freitag, 6. Lebenswoche

Meine Haare sind so schön wie nie zuvor! Sie sind absolut unkompliziert und fetten nicht mehr so viel wie früher. Vielleicht deshalb, weil ich sie aus Zeitgründen nicht mehr so oft wasche? Zum Friseur komme ich auch nicht, daher lasse ich sie einfach wachsen. So wie Wölfchen. Nur die kahlen Stellen an den Seiten mögen mir erspart bleiben ;-)

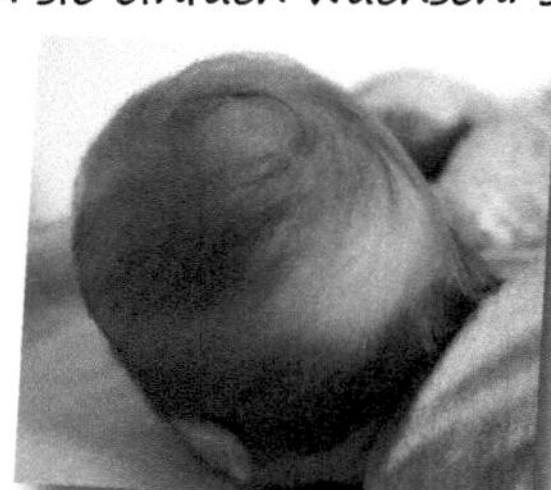

Wölfchen ist ja mit relativ vielen Haaren zur Welt gekommen. Die sind seidenweich und sehr niedlich. Zumindest die, die noch da sind. An den Seiten haben sich nämlich durchs Liegen kahle Stellen gebildet, die von feinem, hellem Zweitlingsbabyflaum gefolgt werden. Ob die Kleine mal blond wird?

Eine haarige Angelegenheit:

Manche Babys haben bis zum zweiten Lebensjahr kaum Haare auf dem Kopf, andere kommen mit vielen Haaren zur Welt. In diesem Fall ergeben sich durch das Liegen und Kopfwetzen nach einigen Wochen meist lustige „Alte Männer"-Stellen, die wie eine Rundglatze aussehen. Keine Sorge, ich habe mir sagen lassen, dass die neuen Haare bald nachwachsen und die Frisur dann wieder sitzt.

Samstag, 6. Lebenswoche

Sollte ich besonders gut gelaunt sein, wenn das Baby durch die Wand geht? Na eben. Kein weiterer Kommentar.

Was für ein Tag! Hatte ich gesagt, Wölfchen sei vor kurzem handzahm gewesen?

Nun, heute war das totale Gegenteil der Fall. Durchgeknallt bis oben hin! Keine Sekunde wollte sie alleine bleiben und ist dauernd an mir geklebt wie eine Klette.

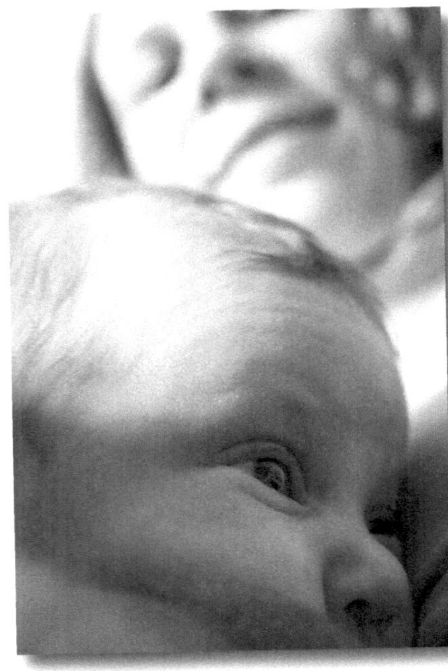

Die ewige Furzerei war auch nicht von schlechten Eltern. Sie kann jetzt schon richtig „knallen" (und erschrickt manchmal selber ein wenig dabei). Aber vom Pupsen alleine war sie bestimmt nicht so unausgeglichen.

Weiß der Geier, was heute los war. Hebamme Trude hat gemeint: „Wir werden es wohl nie erfahren."

Die Stimmungslage von Babys ...

... ändert sich oft sehr rasch, auch bedingt durch diverse Körpervorgänge. Anna versucht erst gar nicht, hinter jede Meckerei ihres Wölfchens zu blicken, sondern geht nach einem Tag wie diesem lieber früher ins Bett, um für den nächsten Tag gewappnet zu sein. Denn wer weiß, wie der wieder wird.

Welche Phasen hat dein Baby in den letzten sechs Wochen durchgemacht?

Da war es besonders brav:	Da ist ihm anscheinend etwas schrecklich auf den Keks gegangen:

Sonntag, 7. Lebenswoche

Einerseits ist es spannend, zu beobachten, wie rasch sich unser Wölfchen entwickelt. Andererseits vermisse ich ab und zu das gemütliche Faulenzen, ohne dauernd aus dem Tritt gebracht zu werden. Es vergehen ja fast keine 5 Minuten, in denen Wölfchen nicht zumindest ein Grunzen von sich gibt und ich denke, ich sei damit gemeint.

Vielleicht muss ich erst noch besser verstehen lernen, dass das Baby immer mehr Gefallen an seiner Umwelt findet und mich schon über längere Strecken nicht mehr ganz so dringend braucht.

Na also, es geht doch! (Wieder besser.) Vermutlich hatte sich Wölfchens Welt kürzlich mal wieder auf den Kopf gestellt und das wachsende Hirn überfordert. Die Kleine hat nämlich etwas Neues gelernt und musste auch ihre Babywelt neu ordnen. Das Lernen ist für sich eigentlich nichts Besonderes, weil sie ständig etwas Neues lernt – aber sie hat offenbar etwas für sie so wichtiges Neues gelernt, dass sie gestern in der Umbruchssituation auf heute unzufrieden war.

Ich denke übrigens, sie hat ein paar neue Wörter gelernt. In Babysprache. Jedenfalls unterhält sie sich recht angeregt mit ihrem Spieluhr-Igel. Außerdem hat sich ihr Tastsinn weiterentwickelt: Sie liebt es neuerdings, meine Wolljacke zu streicheln und sich an ihr festzuhalten.

Anna ist hin- und hergerissen:

Einerseits möchte sie keinen Entwicklungsschritt ihres Wölfchens verpassen, andererseits geht auf diese Weise ziemlich viel Zeit drauf. Und das eigene Leben bietet ja auch noch interessante Aspekte, wenngleich es momentan fast ausschließlich aus der Kümmerei ums Kind besteht. Und selbst wenn Peter Anna tatkräftig unter die Arme greift: Spätestens beim Thema Stillen hat er Pause. Außerdem hat auch Peter noch ein Privatleben neben dem Kind.

Montag, 7. Lebenswoche

Soor! Hebamme Trude hat's entdeckt. Von anderen Mamas habe ich schon gehört, dass es mit einer Pilzinfektion im Mund des Säuglings zu Problemen kommen kann, aber bei uns gibt es das offenbar nicht. Deshalb werde ich kein Zeugs draufschmieren, sondern einfach abwarten, bis es wieder verschwindet. Aus meiner Sicht ist Wölfchens Zustand nicht behandlungswürdig – allenfalls in Form von Muttermilchgaben. Und ob meine Brustwarzen dadurch etwas schmerzempfindlich (geworden) sind – mag sein. Aber auch hier ist der Zustand alles andere als besorgniserregend und ich werde auf Medikamente verzichten.

Wölfchens Zunge ist mit einem weißlichen Belag überdeckt, und ich meine, das hat sie schon einige Tage (oder noch länger?). Habe diesem Belag nie viel Beachtung geschenkt, er ist einfach da. Trude meint, das würde bestimmt bis zum Ende des dritten Lebensmonats dauern. Dann ungefähr hat Wölfchen sein eigenes Immunsystem aktiviert.

Sei's drum. Solange Wölfchen weiter so prächtig wächst und gedeiht, können mir die Pilze in seinem Mäulchen gestohlen bleiben. Und das Baby selbst wird dadurch offenbar kaum gestört, immerhin hat die Kleine bald ihr Geburtsgewicht verdoppelt.

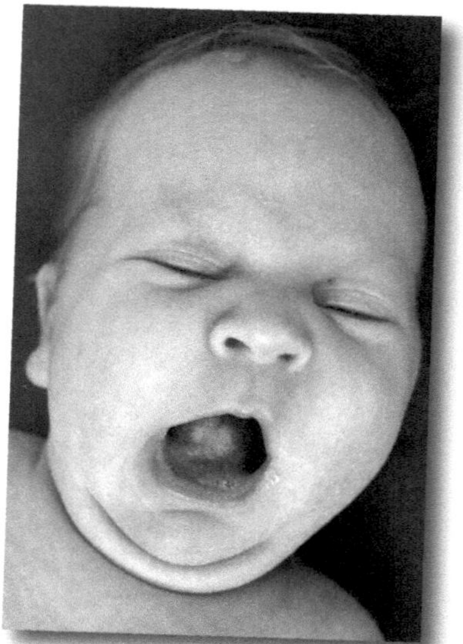

Soor auch ohne So(o)rge.

Die medizinische Standard-Behandlung bei Soor ist die Gabe von Anti-Pilz-Mitteln. Da sich Soor zwischen Kind (Mundraum) und Mutter (Brustwarze) hin- und herübertragen kann, werden neben dem Kindermund vielfach auch die Brustwarzen der Mutter behandelt. Unbehandelt verschwindet Soor oft erst nach etlichen Wochen, sobald das Immunsystem des Kindes stark genug ist, die Normalflora im Mund immer wieder selber herzustellen. Du kannst deine Hebamme oder Stillberaterin fragen, wenn du dir unsicher bist, ob eine bzw. welche Behandlung anzuraten ist. Aber in der Regel kannst du dich nach deinem Kind und nach dir selber richten: Wenn ihr ganz offenbar keinerlei Schwierigkeiten habt: Abwarten.

Dienstag, 7. Lebenswoche

Meine Verdauung hat sich wieder normalisiert, aber mein Darm ist noch etwas angeschlagen. Vorhin kam sogar etwas Blut mit dem Stuhl, und ich denke, ich habe mir in den letzten Wochen eine Hämorrhoide, eine „goldene Ader", gezüchtet und diese durch die Verstopfungen der letzten Zeit zusätzlich angeregt. Mal sehen, wie ich das Ding im Po wieder zurückbilden kann. Eine besondere Art der Rückbildungsgymnastik, sozusagen ;-)

Gut ist auf jeden Fall, dass ich wieder etwas leichter verdaue. Und sobald es mit Peter wieder etwas intimer wird, dürfte sich unser kreatives Sexleben ebenfalls positiv auf meine Eingeweide auswirken...

Gut, dass bei Wölfchen wieder alles läuft wie am Schnürchen! Das letzte Mal gab es keine so dicken Würstchen mehr, und ich denke, die Kleine genießt es, wenn es „flutscht".

Auch sonst ist sie heute sehr anschmiegsam, was hoffentlich nicht bedeutet, dass sie morgen wieder einen Ich-bin-durchgeknallt-Tag hat.

Bestimmt hat ihre Stimmungslage auch mit dem Schlafen zu tun. Sie ist zwar etwas später eingeschlafen als sonst, hat aber dann sagenhafte 4 Stunden am Stück geschlafen und wollte erst um halb 2 Uhr nachts pieseln, kurz andocken und dann gleich wieder weiterschlafen (bis 5 Uhr). Solche Nächte könnten glatt in Serie gehen!

Sagte ich schon, dass ihr Darm nachts im Schlafmodus ist und das „Große Geschäft" nur untertags kommt? Gut so!

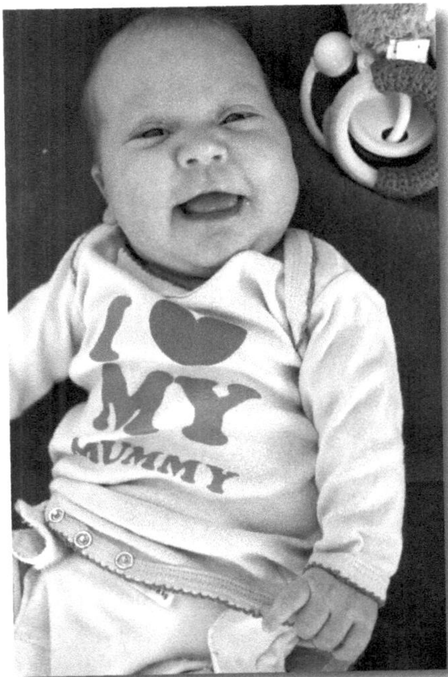

Guten Abend, gute Nacht, ...

Gut bedeutet aus Annas Sicht so viel wie, einige Stunden am Stück nicht geweckt zu werden. Und 4 Stunden Schlaf am Stück sind momentan wirklich der größte Luxus und mehr wert als alles andere auf der Welt.

Mittwoch, 7. Lebenswoche

Spaziergänge mit Wölfchen sind inzwischen wahre Abenteuer geworden, denn ich spüre förmlich, wie die Kleine alle Aktivitäten ihrer Umwelt in sich aufsaugt. Könnte sie den Krähen doch nur antworten, kraaa kraaa kraaa!

Wie niedlich, Wölfchen hat gerade im Schlaf „gesprochen"! Es hörte sich etwa so an wie „dajaaalaaa" und die Kleine machte dabei einen überaus zufriedenen Gesichtsausdruck.

Überhaupt scheint sich ihr Gehörsinn in rasendem Tempo zu entwickeln. Mir fällt auf, dass sie neuerdings stark erschrickt, wenn bestimmte (bislang unbeachtete) Geräusche verursacht werden. Zum Beispiel hat Peter die Brotschneidemaschine beim Abendessen bedient, und das fast an der Brust eingeschlafene Baby ist so sehr zusammengezuckt, dass es sich das Händchen am Tisch angeschlagen hat. Autsch!

Alle Vöglein sind schon da ...

Wann immer sich die Möglichkeit bietet, packt Anna ihr Wölfchen ins Tragetuch und geht mit ihm ins Freie spazieren. Dort ist Babys Umwelt-Kino zu Hause. Das ruhige Beobachten von Pflanzen und das Hören auf die Vöglein gefällt der Kleinen ausgesprochen gut. Von stinkendem Autolärm ist sie allerdings weniger begeistert, weswegen Anna große Straßen weitgehend meidet und neue Gässchen für sich und ihr Wölfchen entdeckt.

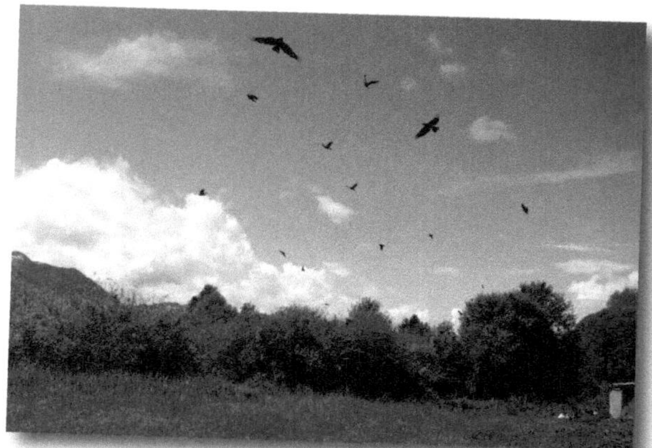

Donnerstag, 7. Lebenswoche

Müde, müde, müde. Mich kratzt es etwas im Hals und ich lasse die Wolljacke beim Schlafen an.

Auch Wölfchen hat heute fast den ganzen Tag geschlafen. Ob wir einen Infekt aufgeschnappt haben?

Kränkelnde Mutter, kränkelndes Kind?

Anna weiß bereits, dass harmlose Infekte mit voll gestilltem Säugling eine Herausforderung sind. Vor allem, wenn die Mutter selber angeschlagen ist. Schlaf ist hier die beste Medizin, und wann immer es geht, gönnt sich Anna jetzt viel Ruhe und verzichtet auf die sonst so beliebten langen Spaziergänge.

Freitag, 7. Lebenswoche

Ich scheine das Halskratzen diesmal ohne gröbere Begleiterscheinungen überwinden zu können. Was gut ist, denn auf echtes Kranksein habe ich momentan überhaupt keine Lust. Vermutlich bin ich auch grundsätzlich übermüdet. Gestern war ich erst um halb 11 im Bett, und den Vormittags-Schlaf habe ich auch zwei Tage lang ausgelassen. Schön doof! Mal sehen, wie ich das wieder nachholen kann...

Vom Dauer-Babyschlaf war heute nichts mehr übrig, und die Kleine war fast auf Dauer-An. Wenigstens heißt das wohl, dass sie abends ihren üblichen Rhythmus behalten und bis auf wenige kurze Trinkpausen schlafen wird.

Wenn das Baby „an“ ist, ...

... gibt es höchstens ein Dösen mit halboffenem Auge und mehr oder weniger erholsame Minutenschläfchen. Diese sind allerdings, sobald das Kind größer ist, nicht ungefährlich: Das Kind könnte vom Sofa stürzen, sich unbemerkt von der Mutter entfernen und in einem unbeobachteten Moment diverse Dinge anstellen. Auch kleine „große“ Geschwisterkinder können für Überraschungen sorgen, wenn die Mama mal Pause macht.

Samstag, 7. Lebenswoche

Weil sich Peter einen Besuch im Einkaufszentrum gewünscht hat, habe ich nachgegeben. Und dann waren wir gemeinsam mit Wölfchen dort, wo bei dem Regenwetter die halbe Stadt war. Es war die Hölle! Obwohl sich Wölfchen im Tragetuch eng an mich schmiegen konnte, wurde die Kleine zunehmend unruhiger. Richtig gestillt werden wollte sie auch nicht mehr, und als wir wieder zu Hause waren, hat sie nur noch geplärrt. Auch ich war komplett überreizt. Danke, aber auf ähnliche Freizeitbeschäftigungen verzichte ich in naher Zukunft lieber.

Wölfchen wollte sich abends, was sonst noch nie der Fall war, an der Brust nicht mehr beruhigen lassen. Und weil es draußen wie aus Eimern gegossen hat, habe ich das Baby und mich in eine Decke gewickelt und bin einige Zeit auf dem Balkon auf- und abgewippt. Zum Glück haben die gute Luft und das Regengeräusch ganze Beruhigungsarbeit geleistet, so dass die Kleine nach einigen Minuten eingeschlafen ist. Die Stimmung war so angenehm, dass sich auch Peter auf den Balkon gesetzt hat. Gemeinsam haben wir dann den Regen genossen und lange über dies und das gequatscht.

Echt reizend!

Orte mit Massenansammlungen können ein Baby komplett überfordern. Der Effekt der Überreizung äußert sich dann nicht selten in abendlichen Plärrattacken, und vorbei ist es mit dem vielleicht schon recht gut eingespielten Schlafrhythmus. Ein neutralisierendes Kontrastprogramm kann manchmal üble Stimmungen „überschreiben“. Aber es ist besser, das Baby erst gar nicht solchen Situationen auszusetzen, sondern zum Beispiel Einkaufstouren in lauter Umgebung auf später zu verschieben oder ohne Baby durchzuführen.

Sieben Wochen mit dem Baby sind vorüber.

In dieser Umgebung fühlt sich mein Kleines besonders wohl:	Diese Orte mag es überhaupt nicht gern:

Sonntag, 8. Lebenswoche

Noch immer Regen – aber es ist Sonntag, und die Geschäfte haben zum Glück geschlossen. Wir waren spazieren, das Wölfchen im Tragetuch, und die Regenluft hat uns allen sehr gut getan.

Heute lassen wir es richtig gemütlich angehen, und abends werde ich mir eine gute Mütze frühen Schlaf gönnen – so ist zumindest der Plan.

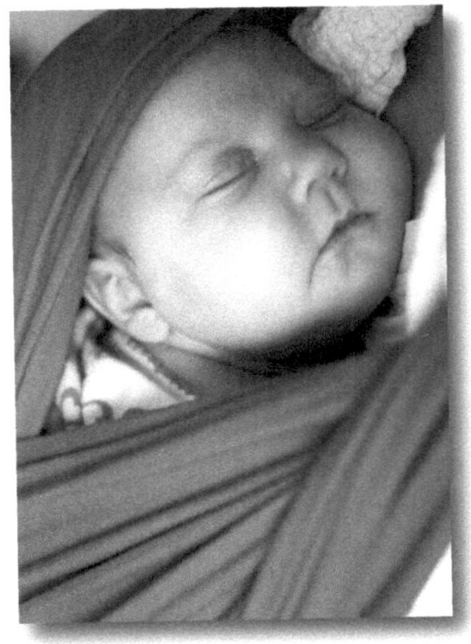

Wölfchen ist richtig froh, dass die schrecklichen Einkaufszentren sonntags zu haben (höre ich sie laut denken). Sie war heute wieder ganz die „Alte", und gerade fällt mir ein, dass unser offizielles Wochenbett ja schon bald vorüber ist. Unglaublich!

Früher einmal ...

... hat Anna andere (durchs Fenster) belächelt, die mit ihren Kindern zu allen möglichen (Un-) Zeiten draußen spazieren waren, während sie fast jeden Tag oft bis spät abends in der Werbeagentur gehockt ist. Heute besteht auch ihr eigenes Leben aus zahlreichen Spaziergängen mit dem Kind und aus dem Warten auf – ja, was eigentlich? Vielleicht auf die nächste Möglichkeit, sich vom Babystress zu erholen und zu schlafen.

Montag, 8. Lebenswoche

Der Schlaf auf heute war leider sehr mittelmäßig. War vielleicht der gestern genossene Burger mit den rohen Zwiebeln und der überwürzten Sauce schuld?

Da heute Feiertag ist, habe ich Peter gebeten, mich morgens schlafen zu lassen und sich die Kleine nach dem Aufwachen ins Tuch zu packen. Er macht das ganz großartig und weiß schon, dass das Baby-Beschwerdemaunzen meist nach ein paar Tragetuchminuten nachlässt oder sogar ganz verstummt, weil Wölfchen im Tuch üblicherweise einschläft.

Ich konnte mit Ohrstoppeln tatsächlich noch zwei ganze, private, Mama-exklusive Stunden ungestört schlafen. Das war ECHTE Bedürfnisbefriedigung – kein „Luxus"!

Ob Wölfchen heute gut gelaunt ist? Der Tag wird es zeigen, und die Nacht auch.

Der Tag hat zumindest für mich als Mutter nach stundenlangen nächtlichen Babyfurzattacken sehr positiv begonnen, denn meine Erwartungen wurden mit den zwei Stunden Extraschlaf vollkommen erfüllt.

Dafür durfte sich Peter sogar im Tragetuch Babygemaunze anhören. Und das hörte lustigerweise erst auf, als ich wach war (und unsere Kleine doch noch einschlief für eine weitere Stunde, die es an Peter gebunden verbrachte).

(P)uuuups!

Ob Annas Burger die Milch blähend gemacht hat und so für die schlechte Nacht verantwortlich war? Möglicherweise, denn dass sich Auswärtsessen (von Schrottessen) direkt auch auf Wölfchens Magen und Verdauung schlägt, ist Anna schon früher einmal aufgefallen. Wie gut, dass sie heute nachschlafen konnte (und auf weitere Burger verzichtet hat).

Dienstag, 8. Lebenswoche

Die Nacht war mal wieder turbulent, aber ich bin zum Glück früh genug (für eine schlechte Nacht) ins Bett gegangen. So sind dann doch noch einige zerknitterte Stunden Schlaf übrig geblieben.

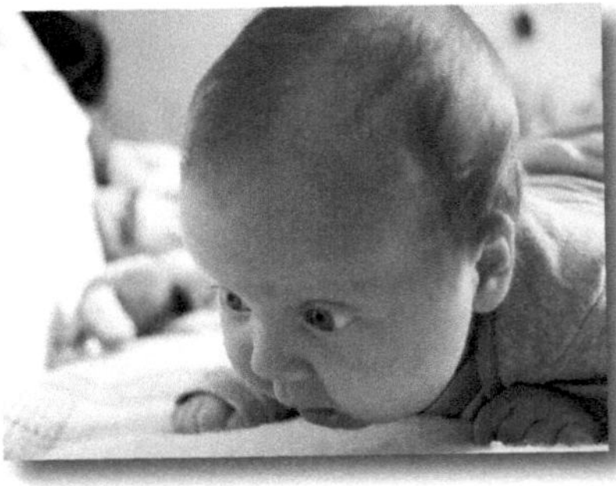

Mit „windelfrei in der Nacht" ist inzwischen wohl eher „Begrenzung der Unfälle" gemeint, und Wölfchen zeigt sich diesbezüglich auch tagsüber höchst unkooperativ. Sie lullt, wann immer es ihr passt, und ihr Appetit ist derzeit einfach nur gigantisch. In kurzen Abständen füllt sie nach was geht und rupft schon fast brutal an der Brust herum, weil ihr das Säugen offenbar etwas langweilig und lästig wird. Hebamme Trude meint, dieses Verhalten sei auch typisch für den zweiten Wachstumsschub.

Neugierig dreht Schildkröten-Wölfchen inzwischen die Augen und den Kopf in jene Richtung, die interessant ist (zum Beispiel, wenn Peter hinter mir redet), und wird auch beim Greifen immer geschickter. Der Baby-Minihändedruck ist erstaunlich fest, und so rasch lässt die Kleine meine Haare oder andere Dinge, in die sie sich „vergriffen" hat, nicht mehr los. Sie hat außerdem gelernt, zu „beten" und führt die Händchen zueinander.

Wachstumsschub voraus!

Wölfchen lernt täglich dazu. Und da sie ihre Lieblingstätigkeit, das Saugen, schon perfekt beherrscht, möchte sie jetzt neue Dinge „erfinden" und ausprobieren. Die damit verbundenen zahlreichen kürzeren Stillmahlzeiten können durchaus etwas nervtötend sein.

Auch für Windelfrei-Fans könnte dieser Tage eine frustrierende Zeit anbrechen. Da gibt es nur eines: Gute Backups bei der Hand haben, die Kleidung und Umgebung trocken halten.

Mittwoch, 8. Lebenswoche

Da sich heute Nacht sowohl die Stillhormone als auch mein Mantra „ich bin müde, ich werde gut schlafen" komplett wirkungslos gezeigt haben, habe ich das gewählt, was auch am Bau beim Lärm aus dem Bohrer zum Einsatz kommt: Ohrstöpsel.

Doch so dicht können selbst die dicksten Ohrstöpsel nicht sein, dass sie das neben mir stattfindende „ächz, ächz, ächz" ausradieren.

Positiv war aber, dass die weniger lauten Ächzungen von Wölfchen, gewissermaßen Ächzungen zweiten Grades, nur noch sehr leise zu hören waren.

Somit bin ich nach Einbringung der Lärmstopper nur zwei Mal von richtig lautem „ÄCHZ, ÄCHZ, ÄCHZ" (was in diesem Fall so viel bedeutete wie: „ich bin nass, muss nochmal pieseln, hab außerdem noch Hunger") wach geworden.

Summa summarum ist die vergangene Nacht daher als FAMOS einzustufen!

Neulich dachte ich an einen Zufall, als ich etwas wie „Hu-gaaaa" gehört habe, aber Wölfchen beginnt eindeutig mit zweisilbigen Lallworten!

Gerade war etwas wie „Maaaa-maaaah" dabei. Schön!

Babys Sprache entwickelt sich.

Und auch wenn Anna Wölfchens Geächze und Gegrunze im (Halb-)Schlaf vor allem nachts nicht zu schätzen weiß, so tragen auch diese „Geschichten" zur Laut- und Sprachentwicklung bei. Du brauchst um halb 3 in der Früh aber keine Interpretationsversuche der Baby-Lallerlei zu unternehmen. Sorge lieber dafür, dass du trotz der Lärmbelästigung halbwegs guten Schlaf findest und dein Ammengehör überlistest.

Notiere deine eigenen Erfahrungen in Sachen Schlaf(losigkeit):

Diese Strategien haben sich bewährt und den Schlaf verbessert:	Das hat überhaupt nichts geholfen, um besser zu schlafen:

Donnerstag, 8. Lebenswoche

Hatte heute Früh den ersten Geschäftstermin seit der Geburt. Angesichts der Tatsache, dass mein „offizielles" 8-Wochen-Wochenbett demnächst vorbei ist, möchte ich mich auch wieder an normale Arbeit neben dem Baby gewöhnen und mein Hirn etwas herausfordern.

Jedenfalls kam ich mit Wölfchen zwei Minuten überpünktlich an und ließ dann gleich mal den Hinweis fallen, dass das Baby Hunger hat. Mein Gegenüber meinte, sie ließe uns in Ruhe stillen – worauf ich sagte, dass ich das auch nebenher erledigen könne, weil sonst vom Tage nicht mehr viel übrig blieb.

Wölfchen saugte dann genüsslich zwei Stunden im Halbschlaf, während ich mich über Werbekampagnen unterhielt. Bin sehr froh, immer mit der perfekten Babynahrung ausgestattet zu sein und mir zumindest darüber nicht den Kopf zerbrechen zu müssen.

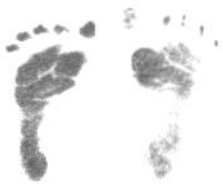

Welch Wunder! Heute Nacht gab es bis halb 6 Uhr morgens nicht das leiseste Gegrunze und Geächze. Und wer jetzt wissen will, warum, dem kann ich nur sagen: Ich habe keine Ahnung.

Vielleicht eine neue Entwicklungsphase? Vielleicht weniger blähendes Zeug über die Milch bekommen? Vielleicht das Wetter? Vielleicht nichts von alledem?

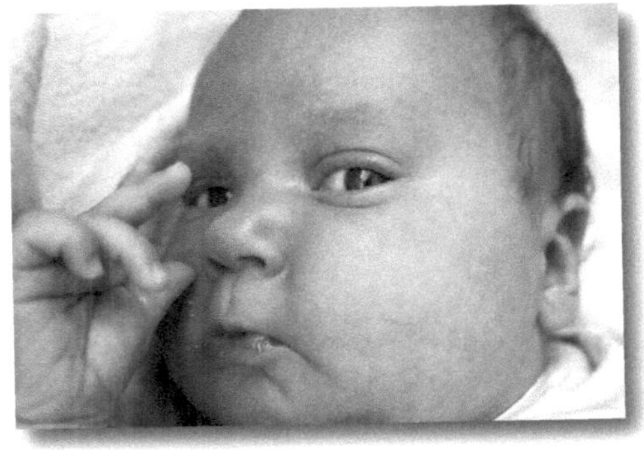

Wenn ich Peter in der Früh begegne und von meinen meist recht turbulenten Nächten erzähle, schaut er mich nur müde an (ich glaube, er sieht nachts recht lange fern und genießt seine babygeschützte Alleinzeit im Wohnzimmer).

Tja, Mamanächte, Papanächte. Und irgendwann mal wieder Paarnächte?

Langsam, aber sicher ...

... werden diverse Babydinge zur Routine. Das „alte" Leben bekommen Anna und Peter zwar nicht wieder zurück, und das wäre auch grundverkehrt, aber sie merken beide, dass die allererste Ausnahmezeit nun langsam vorüber ist. Annas Brüste haben sich wunderbar auf die erforderliche Milchmenge eingependelt, und auch das Baby „begreift" langsam, dass es neben Säugen, Schlafen und Ausscheiden die Schau-mal-was-hier-alles-passiert-Welt gibt.

Freitag, 8. Lebenswoche

Morgen ist Wochenende, und heute hat Peter einen kurzen Arbeitstag. Fein! Da können wir noch einen langen Spaziergang machen und die ersten Sonnenstrahlen seit dem langen Miesewetter genießen.

Gut, dass ich meinen Körper in Schuss halte, denn Wölfchen wird langsam ein schwerer Batzen. Das Gewicht der Kleinen zieht beim Tragen im Tuch ganz schön nach unten!

Wölfchen ist ein Mama-Spezialist, und ich glaube fast, weil wir die Schwangerschaft über und auch während der Geburt so toll zusammengewachsen sind, mag die Kleine auch jetzt nicht wirklich gerne alleine sein.

Ich kann sie abends zwar ablegen, aber nach wenigen Minuten merkt sie, dass ich an ihrer Seite fehle, und meckert. Sie schreit nicht, aber sie meckert. Und zwar so laut, dass ich sie auch ohne Babyphone höre.

Ein solches besitze ich übrigens gar nicht. Lieber vertraue ich meinen Ohren und meinem Instinkt als einem elektronischen Teil. Das war schon in der Schwangerschaft und bei der Geburt so, und das wird auch in der Kinderzeit so bleiben.

Schultern, Rücken und Gestell:

Pass auf deine Haltung auf, wenn du das Baby trägst, und falle dabei nicht ins Hohlkreuz. Die kleinen Wonneproppen nehmen ganz schön rasch an Gewicht zu, und das hast du beim Tragen tagtäglich an dir hängen. Ausgleichsgymnastik ist nun besonders sinnvoll. Schön, wenn du dir jeden Tag ein wenig Zeit dafür nehmen kannst. Am besten genau dann, wenn das Baby sowieso wach ist und unterhalten oder beaufsichtigt werden will.

Samstag, 8. Lebenswoche

Wölfchen und ich haben schon fast zwei Monate gemeinsam in der „trockenen" Welt geschafft. Wie stolz ich auf uns bin! Achtung, jetzt wird es etwas philosophisch ...

Erst haben wir uns entbunden, und dann neu aneinander gebunden. Zaghaft haben wir uns aneinander angenähert, und dann sagenhaft ineinander verliebt – sowohl vom Herzen her als auch auf hormoneller Basis.

Mein Milcheinschuss passt perfekt zu Wölfchens Bedürfnissen des rasanten Wachstums, und der Appetit des Babys sorgt dafür, dass ich keinen Milchstau bekomme und immer rechtzeitig entleert werde.

Es ist ein gegenseitiges Geben und Nehmen, absolut harmonisch, ewig lange bewährt und erprobt. Wenn ich an mein Kind denke, das nun schon bald kein reines Baby mehr ist, dann „prickelt" es geradezu.

Auch der frische Papa ist in seine Aufgabe hineingewachsen. Wir sind nun eine echte Familie, kein reines Paar mehr. Dennoch geht mir die Paarzeit auch ein wenig ab, und ich denke, bald ist wieder Zeit für uns zwei.

Ob Wölfchen ein Geschwisterchen bekommen wird? Ich denke schon. Noch nicht jetzt, aber in einiger Zeit.

Lange Zeit bin ich nicht draufgekommen, warum Wölfchen fast immer zu ähnlichen Zeiten nachts wach war oder unruhig wurde. Aber jetzt habe ich mir die Uhrzeiten einmal genauer angesehen, und es ist sonnenklar wie Schuppen von meinen Hornhäuten gefallen:

Das erste Erwachen nachts ist etwa zu der Zeit, als sie die Fruchtblase eröffnet hat. Und das zweite bis fünfte Erwachen dann während der Geburtsstunden. Und hier speziell wieder zu Zeiten, in denen wichtige Geburtsfortschritte erzielt worden sind.

Schon bei der Geburt ist die Kleine nach dem Blasensprung wieder eingeschlafen und erst aufgewacht, als es mit der „Basisarbeit" getan war und die Eröffnungsphase mit effektiven Wehen richtig gut begonnen hat.

Mein Baby muss eine Art Sensor eingebaut haben, und es ist wirklich interessant zu beobachten, wie viele Wochen nach der „eigentlichen" Geburt das Kind immer noch auf Geburt und Geburtsstunde geeicht ist.

Das steckt alles sehr tief drin, und bestimmt träumt die Kleine noch immer jede Menge Geburtsgeschichten.

Wann ist die Geburt eigentlich vorbei?

Mit dem Durchschneiden oder Durchbeißen der Nabelschnur gewiss nicht. Auch bei uns Erwachsenen ist in tiefen Erinnerungsschichten alles abgespeichert, was sich vorgeburtlich, während des Zurweltkommens und danach abgespielt hat. Wenn du dein Kind genau beobachtest, wirst du merken, dass sich gewisse schwangerschafts- und geburtsspezifische Ereignisse immer wieder fühlbar nach außen drängen und anhand von Verhaltensmustern ablesen lassen.

Sonntag, 9. Lebenswoche

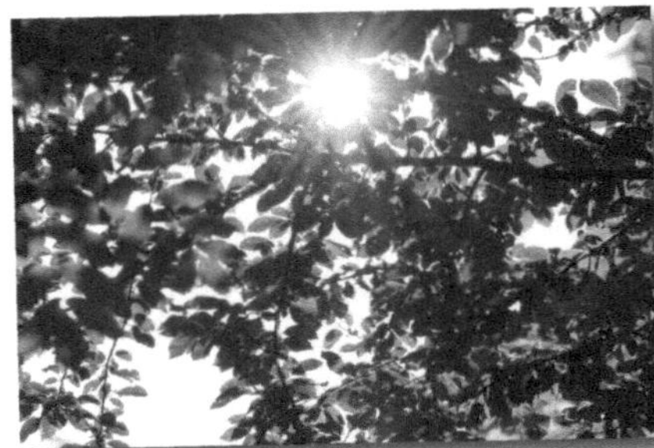

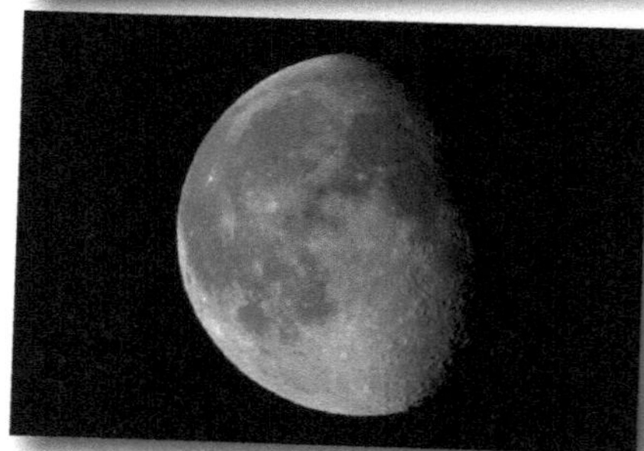

Acht Wochen sind wir nun im Licht der Sonne und dem Dunkel der Nacht beisammen und können wahrlich nicht mehr voneinander lassen – Wölfchen, du Liebe meines Lebens! Die Natur hat es aber auch geschickt eingerichtet, uns mit allen Fasern unserer Körper miteinander zu verbandeln.

Mein doch latent vorherrschender Schlafentzug macht mich etwas träge, aber – wie Trude meint – auch kreativer als sonst. Die Zeit zieht oft wie im Langstreckenkraultempo an mir vorbei und blubb, schon wieder ist ein Tag konsumiert. In Form von Babybestaunen, Säugen, die Zeit verbringen, Überlegen, Essen, Ausscheiden (körperliche Dinge sowie ganz viele Liebesgefühle) und so weiter.

Selbst, wenn mein Körper äußerlich gesehen – abgesehen von den aufgeblasenen Brüsten – fast so ist wie vorher, so hat er sich doch um einiges verändert. Das ganze Körpergefühl ist in Summe einfach ein anderes, und beherrschend ist die Tatsache, dass ich nun für ein kleines Wesen verantwortlich bin. Und als wäre das nicht genug, lässt es sich auch noch die ersten Monate seines Lebens vollständig durch mich ernähren.

Ich gebe zu, dass diese Tatsache nicht immer leicht zu bewältigen war und ist, aber ich denke, ich wachse mit meinen Aufgaben. Dennoch hätte ich mir niemals vorstellen können, was Muttersein wirklich bedeutet. Eben war ich noch Tochter und genoss die vielen Vorzüge daraus, und nun hat sich das Blatt gewendet.

Viele Dinge, die ich gerne an meiner eigenen Mutter kritisiert habe, sehe ich nun grundlegend anders. Was mein Mädchen wohl einmal über mich denken wird?

Die Kleine ist die reinste Freude! Außer, wenn sie einmal nicht ganz so gut gelaunt ist. Aber heute zum Beispiel, so als wüsste sie, dass die „Wochenbettrechnung“ fällig ist, hat sie ihre Sahneseite gezeigt: Weder wurde Muttersahne ausgespuckt, noch hat sie gegrunzt oder geächzt in der Nacht. Sie wollte sich über viele Stunden selber beschäftigen, hat meist an frischer Luft gepieselt und war einfach bestens gelaunt.

Wenn mich mein Baby anstrahlt, dann geht mir tief drinnen das Herz auf. Emotional, und auch körperlich. Unser Energiefluss ist eine Einheit, und die Bindung wird täglich stärker. So wie auch die Physis meines Kindes. Durch die vordere Fontanelle kann ich den Pulsschlag der Kleinen fühlen und „ihr Herz schlagen sehen" – wie zart der Schädel noch ist! Bald schon wird er sich verhärten und diese babyhaften Züge verlieren.

Wölfchens Fingernägel wachsen recht schnell, und ich komme kaum mit dem Abkiefeln nach. Hier ist wohl bald eine Babynagelschere fällig.

Aber nicht nur an den Nägeln sind das Wachstum und die zunehmende Reife ersichtlich, denn auch die ehemals hackstückigen Bewegungen werden immer flüssiger und fließender. Der Drang meines Mädchens, die Welt zu erforschen, kann nicht gebremst werden. Bald schon wird sie krabbeln und sich vollständig drehen können – spätestens dann muss die Wohnung babysicher sein.

Und was kommt danach? Richtiges Essen neben der Brust, die ersten „echten" Spaziergänge mit Wölfchen, Diskussionen über die passende Zeit, schlafen zu gehen, – Baby, Kleinkind, junges Fräulein, Frau und – selber Mutter? Das Leben rast an uns vorbei...

Annas Wochenbettdynamik und die Folgen

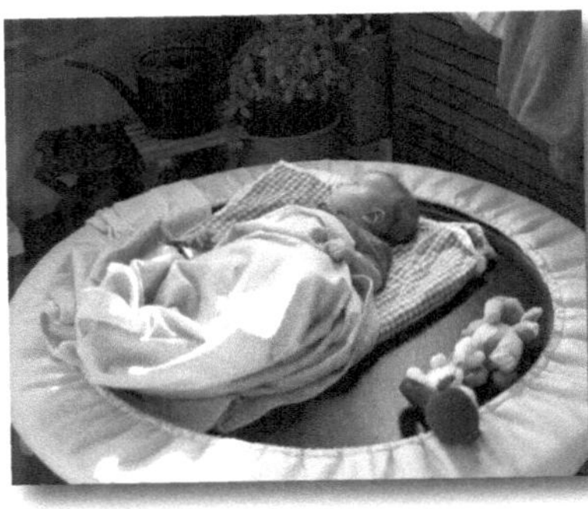

Anna klappt ihr Notebook zu. Acht Wochen Wochenbett-Tagebuch zu führen fiel ihr nicht immer leicht, daher ist sie nun einigermaßen stolz auf sich, durchgehalten zu haben.

Zufrieden blickt sie auf den schlafenden Säugling, der auf einer Wolldecke am niedrigen Zimmertrampolin liegt. Eigentlich müsste es Balkontrampolin heißen, denn Anna hat es dorthin gestellt, um auch draußen eine praktische Schlaf- und Ablagemöglichkeit für ihr Wölfchen zu haben. Das leichte Zurückfedern gefällt dem Baby.

Dass sie ihr Sportgerät einmal als elastisches Babybett verwenden würde, hatte Anna sich noch vor einigen Monaten gar nicht gedacht.

„Anna? Anna, bist du da?"

Eine Stimme ruft von unten nach oben in Richtung Balkon.

„Eva?“, ist Anna überrascht, denn mit dem Besuch der Freundin hatte sie nicht gerechnet.

„Deine Klingel geht offenbar nicht“, tönt es aus dem Garten, und Anna geht zur Balkonbrüstung.

„Was machst du denn hier?“, fragt Anna und kratzt sich überlegend am Kopf.

„Du Vergessbirne, wir hatten doch ausgemacht, dass ich dich heute besuche und leckere Pasta koche.“

„Richtig!“, fällt Anna das Telefonat von gestern wieder ein. „Da hat meine Stilldemenz wohl knallhart zugeschlagen. Wart, ich mach dir auf.“

Anna geht zur Wohnungstür und betätigt den Summer. Wenig später poltert Eva herein, einen Sack mit köstlichen Einkäufen im Gepäck.

„Warum geht deine Klingel nicht?“, möchte die Freundin wissen. „Das Telefon hast du auch nicht abgehoben.“

„Klingelt nicht und läutet nicht. Muss ich beides erst wieder anstellen“, murmelt Anna müde und gähnt. „Heute Vormittag hab ich mit Wölfchen beim Stillen ein bisschen nachgeschlafen, und damit mich keiner stört, hab ich die Störer einfach abgedreht.“

„Aha“, nickt Eva, „das klingt vernünftig. Wenn man nur alles Störende so leicht abdrehen könnte.“

Die beiden kichern.

„Wo hast du dein Wölfchen eigentlich versteckt?“, ist Eva neugierig.

„Draußen“, deutet Anna in Richtung Balkon.

Auf Zehenspitzen trippelt Eva durchs Wohnzimmer.

„Du kannst ganz normal laufen“, sagt Anna, „Im Gegensatz zu mir hat Wölfchen offenbar kein Ammengehör entwickelt und ist seine Umweltgeräusche längst gewohnt. Vor allem deine, Evchen.“

„Scherzkeks“, meckert Eva, „aber es heißt immer, man dürfe Babys nicht aufwecken.“

„Dachte ich auch“, sagt Anna, „aber der Praxistest hat bewiesen, dass die Kleine schläft, wenn sie mal schläft. Und dass sie nicht schläft, wenn sie nicht schläft.“

„Und wann schläft sie nicht?“, fragt Eva.

„Naja, inzwischen zum Glück hauptsächlich untertags. Sie lernt langsam, dass die Nächte zum Schlafen da sind und der Rest zum Quatschmachen. Aber Ausnahmen bestätigen die Regel, und an meiner Müdigkeit erkennst du, dass sogar die verschlafenen Babynächte noch nicht so der Hit sind.“

„Warum das?“, ist Eva erstaunt.

„Das Problem ist wohl, dass ich teils gar nicht mehr schlafen kann, selbst wenn ich könnte. Dann liege ich wach und es fällt mir etwas ein, oder ich höre doch wieder ein leises Geräusch und denke, das Baby braucht mich ganz dringend.“

„Sie liegt doch direkt neben dir im Bett. Da ist der Weg ja nicht weit, wenn sie dich wirklich mal braucht, oder?“, hakt Eva ein.

„Klar“, bestätigt Anna, „aber was heißt schon ‚wirklich brauchen‘?“

„In erster Linie wohl pieseln und trinken, was du mir so erzählt hast.“

„Stimmt“, nickt Anna, „vielleicht solltest du mal die Nachtschicht übernehmen, wenn du dich theoretisch schon so gut auskennst.“

„Haha“, lacht Eva, „da wird dein Wölfchen aber ziemlich verzweifelt sein. Beim Pieseln könnte ich ja noch aushelfen, aber beim Trinken ...“

„... die Flasche geben!“, ruft Anna.

„Du spinnst ja komplett!“, zeigt Eva Anna den Vogel. „Das ist aber jetzt nicht dein Ernst, oder?“

„Nö, natürlich nicht“, wiegelt Anna ab. „Eine schaurige Vorstellung, nachts auch noch Kunstmilch zubereiten zu müssen. Mir ist es schon anstrengend genug, mich von einer Seite auf die andere zu wälzen. Wenn ich außerdem aufstehen und irgendetwas zusammenmischen müsste – vergiss es!“

„Kein Wunder, dass sie damit Werbung machen, das Baby würde durchschlafen“, erkennt Eva.

„Stimmt“, bestätigt Anna. „Und die Windelindustrie trötet ins gleiche Horn und stellt fest, dass ihre Zielgruppe sich nicht mitteilen kann und die Windeln inzwischen bis zu 12 Stunden dicht halten.“

„Ihhhh“, rümpft Eva die Nase.

Babys aktive Geschäftemacherei

Wölfchen fängt an, mit den Beinchen zu strampeln. Dann öffnet die Kleine erst das rechte, dann das linke Auge. Anna beugt sich zum Baby hinunter und lächelt es an.

„Na, du Süße, gut geschlafen?“, fragt sie.

„Errrööö“, bestätigt Wölfchen, und Anna öffnet das Wollfilzhöschen.

„Lululu“, erinnert sie Wölfchen daran, das kleine Geschäft zu verrichten, und prompt pieselt die Kleine auch schon in ihr Mulltuch.

„Sagenhaft“, beobachtet Eva das Schauspiel. „Das klappt ja wie am Schnürchen!“

„Das war windelfrei für Anfänger“, lacht Anna, wechselt Wölfchens Einlage, schließt das Filzhöschen mit dem Klettverschluss und hängt die Pieselwindel auf die Wäscheleine.

„Also, von windelfrei kann man aber nicht wirklich sprechen, wenn sie auf ein Stofftuch pieselt, oder?“, überlegt Eva.

„Warum nicht?“, fragt Anna, „Sie pieselt ja an der frischen Luft und wartet damit auf mich. Sobald sie sitzen kann, darf sie dann aufs Töpfchen gehen.“

„Und das angelullte Tuch wäschst du gar nicht?“, ist Eva überrascht.

„Nicht immer“, sagt Anna. „An Tagen wie heute ist die Sonne ja stark genug, und in Kombination mit dem Sauerstoff aus der Luft wird alles wieder supersauber. Da, riech mal!“

Anna schnappt sich ein bereits getrocknetes weißes Tuch von der Wäscheleine und hält es der Freundin unter die Nase.

„Tatsächlich, duftet wie neu!“, ist diese überrascht. „Aber mit Kackwindeln geht das nicht, oder?“

„Leider nicht“, schüttelt Anna den Kopf und lacht, „die musst du natürlich waschen. Aber auch hier ist bald ein Ende des Aufwands in Sicht, denn die Kleine mag es inzwischen ganz gerne, wenn sie halbwegs aufrecht kackern kann und dabei an meinen Bauch gelehnt ist.“

Während Anna Eva diverse Details zum Thema Babyverdauung näherbringt, hat sie ihr Wölfchen an der Brust angedockt. Gierig schluckt das Baby die süße Milch hinunter. Eva lauscht gespannt.

„Das hört sich irgendwie sehr witzig an“, stellt sie nach einer Weile fest. „Würde ich ein Stillcomic verfilmen, bräuchte es genau diese Geräusche.“

„Klar“, bestätigt Anna, „denn das sind die originalsten Stillgeräusche der Welt!“

Doch dann beginnt Wölfchen, sich zu winden, und die originalsten Stillgeräusche der Welt klingen auf einmal etwas mühsam.

„Hm“, überlegt Anna, „möglich, dass sie kackern muss. Das hat sie zuletzt vor ein paar Tagen gemacht.“

„In die Hose?“, ist Eva neugierig.

„Nein, nicht in die Hose. Zumindest nicht in die geschlossene Hose“, erklärt Anna.

„Das ist aber praktisch“, stellt Eva fest. „Dann brauchst du ja gar keine dreckigen Pobacken auszukratzen.“

„Das war in der Tat noch nie erforderlich“, sagt Anna sichtlich stolz.

Sie geht ins Wohnzimmer und legt das Baby aufs Sofa. Dann macht sie die Filzüberhose auf und nimmt Wölfchens Beinchen.

„Was machst du da?“, fragt Eva.

„Verdauungsgymnastik“, erklärt Anna.

„Wie bitte?“

„Man sieht, dass du dich damit noch nie auseinandergesetzt hast, Evchen“, erklärt Anna, während sie mit der rechten Hand Wölfchens Beinchen anhebt und wieder senkt.

„Das funktioniert eigentlich wie bei uns auch. Kennst du den Drehsitz beim Yoga?“

Eva schüttelt den Kopf. „Bei mir klappt’s auch ohne Drehsitz“

„Dann sei froh!“, lacht Anna. „Und wenn’s mal stecken sollte, dann erinnerst du dich daran, dass dein Darm auch ein Körperteil ist, das auf Bewegung positiv anspricht.“

Anna nimmt nun Babys linken Fuß in die linke und den rechten Fuß in die rechte Hand. Behutsam hilft sie der Kleinen dabei, sich zu strecken und zu dehnen und lockert anschließend durch leichtes Schütteln beide Beinchen.

„Jetzt aktiviere ich noch das Kreuzbein, das hat sich bislang immer bewährt in Sachen zügiger Ausscheidung.“

Kaum hat sie den Satz vollendet, gibt Wölfchen unter mächtigem Geächze eine gelbliche Masse von sich.

„Puh!“, kommentiert Eva. „Ganz schön viel für so ein kleines Baby!“

„Wart's ab!“, sagt Anna, „das war erst der Anfang.“

Anna fährt mit ihrer Verdauungsgymnastik fort, und ihr Baby kackert halbminütlich eine große Portion cremigen Muttermilchstuhl.

„Ich glaub, das war's jetzt“, stellt Anna nach etwa vier Minuten und acht Portionen fest.

„Woher weißt du das?“, fragt Eva.

„Erfahrungswert“, sagt Anna. „Wenn die Kleine nicht mehr mitmacht, dann hat sie auch nichts mehr abzugeben. Und hier kommt weder ein Furz noch Material. Für heute ist Schluss in der Hose.“

In der Tat wirkt das Baby, das bislang so mächtig mittönte und auf Annas „Schiiiiiieß dein Kacka!“ tatsächlich kackerte, inzwischen relativ unbeteiligt. Es guckt zur Seite und genießt Annas Gymnastik.

„Braves Wölfchen“, lobt Anna ihre Tochter und stellt die Beingymnastik ein.

„Errööö!“, singt Wölfchen, als würde sie sagen wollen „Brave Mama, das klappt ja gut mit uns beiden.“

„Ich bin beeindruckt“, sagt Eva, „als du in der Schwangerschaft mit deinem Windelfrei-Ding angekommen bist, dachte ich noch, du spinnst, aber das ist ja wirklich erste Sahne.“

„Finde ich auch!“, pflichtet Anna ihrer Freundin bei. „Und das Feine ist, dass ich mich eben wirklich drauf verlassen kann, unterwegs nicht von buntem Hoseninhalt überrascht zu werden.“

„Ein glasklarer Vorteil für dich“, bemerkt Eva, „denn da kommt ja so viel auf einmal, unglaublich! Wo, wenn nicht aus der Windel in die Kleidung, sollte das denn hin?“

„Du sagst es! Und außerdem plagt sie sich weniger mit Pupsen und Co herum, die kleine Maus. Guck!“

Eva blickt auf das Baby und stellt fest: „Eingeschlafen. Prompt. Hatte ich gar nicht mitbekommen.“

„So eine Verdauungsorgie strengt ja auch an, danach braucht man Erholung“, sagt Anna. Sie deckt das Baby mit einer leichten Wolldecke zu und legt zwei kleine Kissen an Rücken und Bauch. „Damit sie nicht abstürzt“, erklärt sie Eva, die interessiert zuguckt, „meine Kleine wird nämlich langsam zum Rollmops.“

„Deine rechte Brust guckt noch raus“, bemerkt Eva, als Anna am Weg in die Küche ist.

„Ah, danke“, bedankt sich Anna artig und zieht grinsend ihr T-Shirt herunter.

Ein Mops kam in die Küche ...

„Was trägst du eigentlich drunter?“, ist Eva neugierig und packt dabei die Zutaten für ihre Pasta primavera aus.

„Ein Pornoshirt“, kichert Anna und lüpft ihr T-Shirt wieder. Drunter kommt ihr Unterhemd zum Vorschein, das um die Brüste herum ausgeschnitten ist. „So kann ich schichtweise stillen, ohne dass mir der Bauch kalt wird.“

„Oh lala!“, trällert Eva und wischt sich Zwiebeltränen aus den Augen. „Das ist ja nicht von schlechten Eltern. Was sagt denn Peter dazu?“

„Peter?“ Anna überlegt. „Der sieht das eigentlich nie. Wir sind diesbezüglich grad nicht so aktiv, wenn du verstehst.“

„Verstehe“, nickt Eva. Als sie die Zwiebel in die Pfanne wirft, zischt es laut. „Zwickt's dich vielleicht noch wo? Also, ich meine, hast du da unten noch Schmerzen, oder warum ist nix zwischen euch?“

„Nee, zwicken tut es nicht“, winkt Anna ab. „Es ergibt sich derzeit einfach nicht. Die Kleine ist ja immer um uns herum, und wenn ich im Bett bin, ist sie auch im Bett.“

„Also wirklich, es gibt ja wohl noch andere Begegnungsstätten als das Bett“, lästert Eva und kippt das geschnippelte bunte Gemüse zu den Zwiebeln. „Ihr ward früher doch sonst nicht so unkreativ.“

„Früher!“, stöhnt Anna. „Früher ist früher, und jetzt ist jetzt. Und jetzt heißt, ich bin müde, und Sex wäre reiner Luxus. Überflüssiger Luxus geradezu, denn er würde mir ja wieder Anna-Alleinzeit klauen. Ich bin so froh, wenn ich mal ein paar ungestörte Minütchen für mich habe.“

„Also Alleinsex?“, bohrt Eva nach und stellt den Timer für die Spaghetti auf sieben Minuten.

„Kein Bedarf, danke“, schüttelt Anna den Kopf. „Ich bin mit meiner Rolle als Amme derzeit vollkommen ausgelastet und hormonell wohl auch anders gepolt als sonst. Frag mich doch in ein paar Monaten wieder.“

„Vielleicht eh besser so“, überlegt Eva. „Stell dir vor, wenn du jetzt ständig am Stillen bist und gleichzeitig wieder schwanger werden würdest, dann ...“

„... wäre das garantiert Stress pur", unterbricht sie Anna. „Gut, dass der Körper vorsorgt und mir meine Regelblutung derzeit erspart."

„Genial!", findet Eva und rührt die Nudeln um. „Noch ein Grund mehr, zu stillen."

„Das alleine fände ich jetzt aber nicht Anreiz genug", sagt Anna, „und du weißt ja auch nicht, wann es wieder losgeht mit dem Zyklus und der Eispringerei. Also verhütungstechnisch kann man sich aufs Stillen nicht wirklich verlassen. Eher schon auf Kondome."

„Aber trotzdem ist es eine gute Einrichtung von Mutter Natur", meint Eva. „Flaschenmütter dürften demnach schon bald wieder menstruieren, oder?"

„Und ohne Verhütung bald wieder schwanger werden, Hilfe!", ist Anna entsetzt.

„Grässlich!", pflichtet auch Eva ihr bei.

„Quäääää quäääää", tönt es zustimmend aus dem Wohnzimmer, wo Wölfchen inzwischen erwacht ist.

„Siehst du", steht Anna auf und geht in Richtung Baby, „die hätte auch was dagegen, meine prallen Möpse schon bald mit jemandem zu teilen."

„Ein Mops kam in die Küche, und stahl dem Koch ein Ei", singt Eva, während sie frischen Knoblauch zum leckeren Gemüse dazumengt. Doch dann fällt ihr ein: „Knoblauch – ok für dich, Anna?"

„Klar doch!", ruft Anna, während sie mit Wölfchen im Arm zurück in die Küche kommt. „Nur bitte keinen Spargel, auf Muttermilchausdünstungen dieser Art steht meine Kleine nämlich überhaupt nicht."

„Verstehe", sagt Eva, seiht die Nudeln ab und vermengt sie mit dem Sugo. „Fertig, zu Tisch bitte!"

„Sind bei Tisch!", antwortet Anna und legt ihr Wölfchen an der linken Brust an.

„Wie jetzt, du stillst sie schon wieder? Hat sie nicht gerade getrunken?"

„Gerade war vorhin, und jetzt ist jetzt", sagt Anna.

Das Baby trinkt zufrieden. Anna stützt den Kopf der Kleinen mit ihrem linken Bein, das auf einem Schemel steht. Unter den Babykopf hat sie ein kleines Kissen gestopft. Derart ausgestattet genießt sie nun Evas Pasta. „Köstlich", lobt sie die Kochkünste der Freundin. „Endlich wieder Nudeln! Die hatte ich mir in der Schwangerschaft ja regelmäßig verkniffen."

„Wegen der Kohlehydrate“, erinnert sich Eva.

„Genau“, bestätigt Anna, „aber jetzt dürfen ein paar Bonuspfunde drauf, immerhin produziere ich ja jede Menge Muttermilch. Vor allem an einem heißen Tag wie heute, wo es sich fast nicht lohnt, die Brüste einzupacken.“

„Ich weiß“, lacht Eva und erinnert sich an Annas unfreiwillige Peepshow von vorhin. „Dann können wir ja nachher in den Park spazieren und ein paar Euro für deine Barbusigkeit einstreifen, was meinst du?“

„Keine schlechte Idee“, murmelt Anna mit vollem Mund, „wir Vollzeit-Stillerinnen sind nämlich chronisch unterbezahlt, und wenn es fürs Brüstezeigen Extragelder gäbe, wäre ich dem nicht abgeneigt.“

„Also dann, abgemacht“, kichert Eva und freut sich schon auf später.

Das rote Tuch

Einige Zeit nach dem gemeinsamen Essen schlendern Anna und Eva zum Park gegenüber.

„Sag mal, hattest du nicht noch ein anderes Tragetuch?“, mustert Eva die Freundin genau.

„Ein anderes und noch ein anderes“, sagt Anna, „man gönnt sich ja sonst nichts.“

„Irgendwie übertrieben, oder? Kinderwagen braucht man doch auch nur einen.“

„Der wird aber auch nicht angesabbert und vollgekotzt und landet dann in der Waschmaschine.“

„Auch wieder wahr“, überlegt Eva.

„Und dieses hier“, deutet Anna auf ihr rotes Tuch, „ist etwas ganz Spezielles. Eine Bekannte von mir hat es erfunden, es hat keinen Knoten und ist in fünf Sekunden angelegt.“

„Echt?“, runzelt Eva die Stirn, die von irgendwoher mal gehört hatte, dass das Tragetuchbinden quasi ein eigenes Studium erforderte, was natürlich nicht stimmt. „Und wie funktioniert das?“

„Schau her“, erklärt Anna und setzt sich auf eine Parkbank. Vorsichtig fischt sie ihr Baby aus dem festen, aber dennoch weichen Stoff und legt es sich auf den Schoß.

„Errööö“, kommentiert Wölfchen das Geschehen.

Sie zieht sich eine Stoffschlaufe über den Kopf, und dann die zweite.

„Der Trick daran ist, dass es sich um zwei Tuchschlaufen handelt“, kommentiert sie ihr Tun, „so vermeidest du den Knoten und brauchst dir auch über die richtige Länge nicht immer den Kopf zu zerbrechen.“

„Papatauglich“, stellt Eva trocken fest.

„Jein“, sagt Anna, „da man das Tuch in der Länge nicht verstellen kann und Peter um einiges größer und breiter ist als ich, passt es ihm leider nicht. Wir brauchen deshalb noch ein Set in XL.“

„Schön, dann besteht euer Haushalt bald nur noch aus Mullwindeln und Tragetüchern. Auch eine Art, sich einzurichten.“ Eva kichert, und auch Anna muss lachen.

„Damit könntest du irgendwie recht haben, Evchen. Lululululu!“

„Ich muss aber gar nicht aufs Klo“, bemerkt Eva.

„Du nicht, aber die hier pieselt.“

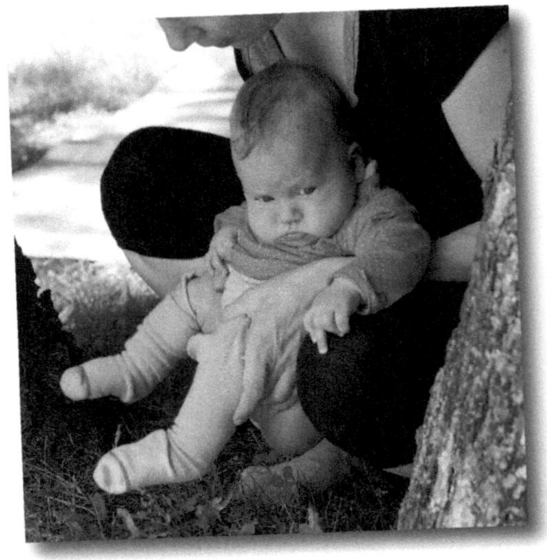

Anna hat sich zwischen zwei Bäume gehockt und ihrem Baby das Höschen ausgezogen. Wölfchen gluckert zufrieden, spuckt ein bisschen Muttermilch aus und lullt dann seelenruhig ins Gras.

„Sieht gemütlich aus, wie du die Kleine an deinen Bauch drückst und ihre süßen Fettschenkelchen hältst.“

„Ja, in diesem Alter sind wir Frauen noch stolz auf unsere Fettschenkelchen. Später dann mag fast keine mehr ein Wonneproppen sein.“

Anna schüttelt Wölfchens Lulu etwas ab und setzt die Kleine dann wieder auf ihr Filzhöschen mit Einlage. Rasch verschließt sie es und stopft das Baby zurück ins Tragetuch.

Eva bläht die Backen auf und prustet Luft durch ihre Lippen. „So sieht dein kleiner Moppel aus, ein Moppel mit Babystrapsen. Es handelt sich dabei um einen original Moppel aus der Zucht von Frau Anna Säugwohl. Meine Damen und Herren, dieser Moppel hier ist einmalig auf der Welt. Unverkäuflich und unnachahmlich, milchlammzart und zuckersüß. Eine Musteranfertigung ohne Serienproduktion. Als Sonderausstattung hat er das Pieselmodul 2.0 bereits eingebaut und wird Ihnen damit viel Freude bereiten ..."

Eine ältere Dame geht an den beiden Freundinnen vorbei, schüttelt den Kopf und runzelt die Stirn. Sie muss wohl einige von Evas Äußerungen mitbekommen haben.

„Eva, genug jetzt", zischt Anna, „die Leute denken noch, wir sind plemplem."

„Wie du meinst", gibt Eva klein bei und verzichtet auf weitere Ausführungen ihres Moppel-Säuge-Lobliedes.

„Lass uns in die Stadt spazieren", schlägt Anna vor und fädelt Wölfchen wieder ins Tuch ein, „ich hab Lust auf ein Eis."

„Fein!", ist Eva erfreut, „als Absacker nach der Pasta der perfekte Vorschlag. Danach sind wir garantiert so beweglich wie Moppel alias Wölfchen und kugeln durch die Gegend."

„Jetzt übertreib mal nicht, du brauchst ja nicht gleich vier Kugeln zu nehmen. Bei mir fließt jedenfalls alles in die gute Muttermilch, Schokomilch, Erdbeermilch, Mangomilch, ..."

„Lecker! Ich mag auch ein Säugling bei dir sein!"

„Vergiss es", schüttelt Anna den Kopf und deutet auf ihre Brüste, „die hier sind exklusiv fürs Baby reserviert. So viel Milch hab ich auch wieder nicht, da musst du dich schon selber um Nachwuchs kümmern, dann kannst du dir ja was abdrücken und kosten."

„Tust du das?", ist Eva entsetzt, denn eigentlich war ihr Vorschlag gar nicht ernst gemeint gewesen.

„Gelegentlich, wenn mir die Milch für den Kaffee ausgegangen ist zum Beispiel. Aber in der Regel bevorzuge ich kalte Milch aus dem Kühlschrank."

Nach einiger Zeit kommen sie an der Eisdiele Schleckermäulchen an.

„Schoko, Banane und Mango bitte", bestellt Anna ihre Portion. „Und für mich bitte Kaffee", ergänzt Eva. Sie setzen sich an einen runden Tisch und ordern noch zwei Gläser Wasser.

„Ist dir mit dem Baby im Tuch nicht heiß?", wundert sich Eva.

„Es geht eigentlich, Wölfchen hat oben ja nur wenig an und trägt unten ihre Strapse. Und ich bin nicht so der Schweißtyp."

„Und wenn du sie jetzt rausnimmst?"

„Dann wird sie pieseln wollen", grinst Anna.

„Schon wieder!“ Eva verdreht die Augen. „Hört das denn nie auf?“

„Also erstmal hört es nicht auf“, stellt Anna fest, „alles fließt, wie es so schön heißt, vor allem bei einem gestillten Säugling. Wo sollte sie ihre Milchumwandlungsprodukte auch sonst loswerden?“

„Stimmt“, nickt Eva, während sie auf das plätschernde Baby und dann auf den plätschernden Brunnen guckt, „sie trinkt ja wirklich nur deine Milch.“

„Und die besteht hauptsächlich aus Wasser. Was rein geht, muss schließlich irgendwie auch wieder raus“, fasst Anna den Vorgang zusammen.

„Eröööö“, grunzt das Baby und bekommt dabei einen roten Kopf, „errrrrrööööööööööööö!“

„Oh“, entfährt es Anna, und sie fühlt mit dem Zeigefinger in Wölfchens Filzhöschen nach dem Rechten. „Lulu in der Hose, wie konnte das passieren?“

„Lulu in der Hös, wie konnte das passieren? Lulu in der Hös, wie konnte das nur sein, so gemein ...“, trällert Eva ein selbst erfundenes Lied und macht dabei eine absichtlich angestrengte Miene.

„Das verhaut uns die bislang makellose Tagesstatistik“, sagt Anna und notiert auf der Serviette „14 Uhr 12 Minuten: Lulu verpasst.“

„Wie war das? Die anderen könnten denken, wir seien plemplem?“, fragt Eva vorsichtig nach.

„Wieso? Die in der Windelindustrie machen das doch auch so. Genaue Buchführung über Babys Ausscheidungen. Oder denkst du, so eine High-Tech-Dauer-Windel ist ein Zufallsprodukt?“

„Hm, vermutlich nicht“, überlegt Eva, „aber wenn du wirklich eine genaue Statistik haben willst, bräuchtest du schon einen etwas exakteren Plan als die Serviette vom Schleckermäulchen.“

„Ertappt“, klopft Anna auf den Tisch, „aber da ich nicht fürs industrielle Hosenklo arbeite, denke ich auch nicht wirklich dran, jede Pieselei von Wölfchen für die Nachwelt festzuhalten.“

„Fein“, lobt Eva die Freundin, die gerade diskret unter der Tischplatte Wölfchens nasse Mullwindel in einem Plastiksack verschwinden lässt, eine trockene mit wenigen Handgriffen faltet und in die geöffnete Filzhose legt.

Anna und Eva schleckern noch eine Weile an ihrem Eis herum und plaudern über dies und das. Währenddessen bekommt auch Wölfchen Hunger und wird von Anna angelegt.

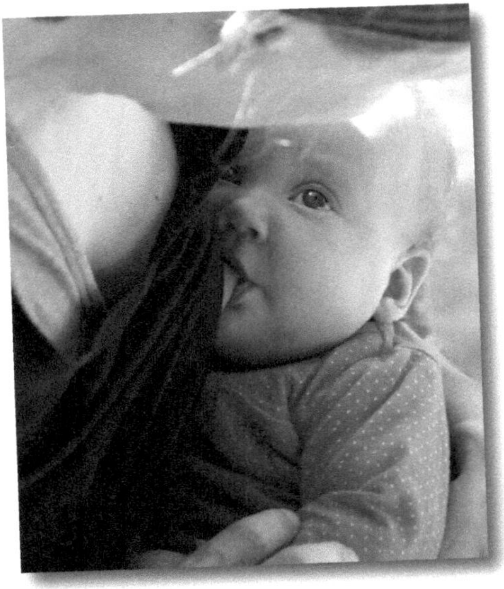

„Röööööö“, macht das Baby nach einigen Schlucken und spuckt halbverdaute Milch aus. Das breiige Zeug ergießt sich über Annas T-Shirt und ihre Hose und landet schlussendlich auf ihrem linken Schuh.

„Mist!“, entfährt es ihr, „genau jetzt, wo ich kein Spucktuch zur Hand habe.“

„Bitte sehr“, reicht ihr Eva die beschriftete Serviette, „oder wolltest du diesen Vorfall auch notieren?“

„Nö“, motzt Anna, „reicht schon, dass ich fast immer nach Babykotze rieche und meistens ausschaue wie halbversifft. Wölfchen, dein Hemdchen ist ja auch klatschnass!“

„Ist doch egal“, beschwichtigt Eva, „das trocknet doch schnell heute.“

„Vor allem in der Halsfalte der Kleinen. Dort bildet sich dann so herrlicher Joghurtgatsch. In Verbindung mit aufgeweichter Haut eine feine Paste.“

„Andere würden teure Creme daraus herstellen und sagen, es wirkt nur, weil es miefelt.“

„Könnte sein, Eva. Aber heute werde ich wohl tatsächlich zum Waschlappen greifen und die Ritzen vorsichtig auswischen.“

„Wie wär's mit Baden?“, schlägt Eva vor.

„Das trocknet Wölfchens Haut unnötig aus“, meint Anna, „ein Waschlappen sollte für dieses Mal reichen. Die Ganzkörperwäsche wäre nur meine zweite Option.“

„Wie du meinst“, sagt Eva und legt 10 Euro auf den Tisch. „Bist herzlich eingeladen, Mama Kuh.“

„Danke!“, freut sich Anna, „Das nächste Schleckermäulchen geht dann auf mich.“

„Gute Idee“, findet Eva, „vielleicht schaffen wir es dann auch, die heutige Statistik zu übertreffen.“

„Aber natürlich, wir werden bis dahin fleißig üben: Wölfchen im Zielen, und ich im Auffangen“, zwinkert Anna Eva zu. „Und bis dahin?“

„Treffen wir uns mal wieder im Schwimmbad. Kriegst du das mit der Dauersäugerei schon auf die Reihe?"

„Klar!", sagt Anna, „ich war eh schon ein paar Mal heimlich ohne dich trainieren."

„Nee, im Ernst?"

„Sei nicht sauer, aber ich wollte probieren, ob das mit Wölfchen und Peter in meiner Abwesenheit klappt, und war quasi auf Unterwasserabruf."

„Und, hat es denn geklappt?", ist Eva neugierig.

„Jein, also ja, so halbwegs. Sie hat meistens schon ein bisschen geweint, weil Peters Wasserglas meiner Prachtmilch natürlich nicht das Wasser reichen kann. Aber es wird besser. Lass uns doch einfach für morgen Abend einen Schwimm vereinbaren, was meinst du?"

„Perfekt! Wann?"

Anna überlegt kurz und sagt dann: „Komm gegen 18 Uhr bei mir vorbei. Da ist Peter schon zu Hause und kann mir das Kind abnehmen."

„Der wird sich freuen", schmunzelt Eva, „von der Arbeit in die Traufe, und dann brustfrei babysitten."

„Schafft er", sagt Anna, „schwieriger als ein Vorstandsvorsitzender kann Wölfchen auch nicht sein."

14.000 Piesler

Eva ist wie immer pünktlich. Als sie bei Anna läutet, öffnet Peter die Tür.

„Grüß dich, Eva!", sagt Peter. „Sie stillt noch."

Eva schleicht zu Anna ins Wohnzimmer und tippt ihr behutsam auf die Schulter.

„Hallo Süße", flüstert sie. „Na, ist deine Milch heute mal wieder besonders lecker? Die Kleine trinkt ja, als wäre es der letzte Schluck Wasser auf der Welt."

„Macht fast den Eindruck", lächelt Anna, „aber wenn sie dafür dann ein paar Stunden Ruhe gibt, nehme ich diesen Einsatz hier gerne in Kauf."

Wölfchen gulpt und gluckert, was das Zeug hält, und krallt sich dabei an Annas kleinem Finger fest. Die kleinen blauen Äuglein sind weit aufgerissen, so als wüsste das Baby, dass sich seine

Mama schon bald ins chlorduftende Schwimmbad verdrücken und die geliebten Brüste mitnehmen würde.

Auf einmal wird Wölfchen quengelig und windet sich wie ein Aal. Es lässt zwar nicht von der Brust ab, aber das Trinken erinnert nun mehr an einen Kampf als an Genuss.

„Wow, wie die an deinen Nippeln zerrt!“, beobachtet Eva das Schauspiel und setzt sich neben die Freundin. „Tut das nicht weh?“

„Inzwischen zum Glück nicht mehr“, antwortet Anna, „aber frage nicht, wie sich das die ersten Wochen angefühlt hat. Die Nippel waren dermaßen empfindlich, sogar gegen feinen Stoff.“

„Und gegen Peter“, kichert Eva, worauf sie von Anna einen Knuff in die Seite kassiert.

Wölfchens Windungen werden inzwischen von schnaubenden Geräuschen begleitet und seine Unruhe nimmt zu. Das Baby streckt die Beinchen von sich, zieht sie wieder an und intensiviert den Blick in Richtung Mama. Die Hand, die eben noch Annas kleinen Finger umschlungen hat, fährt in einer hastigen Bewegung nach oben.

„Trink fertig, wir möchten gehen“, mosert Anna schon leicht genervt und fischt sich die Babyhand wieder, um ihren kleinen Finger als Haltegriff anzubieten.

„Errrööööö!“, meckert das Baby und hält inne. Es lächelt und gluckst und lässt augenblicklich Annas Nippel aus dem Mund gleiten. Einige wonnige Milchtropfen rinnen aus seinem rechten Mundwinkel.

„Oje“, bemerkt Anna die Wärme auf ihrem Oberschenkel. „Lulu in der Hose ...“

„... wie konnte das passieren?“, trällert Eva ihr Lied und lacht laut los.

„Mensch Eva, weil du mich abgelenkt hast, hab ich diese wirklich mehr als eindeutigen Ich-muss-mal-Signale nicht kapiert.“

„Dein Wölfchen wird es dir verzeihen“, sagt Eva, die zu Annas Fetzenkiste schlendert, um ein trockenes Tuch zu holen, „so wie auch die nächsten geschätzten 14.000 Mal, die es in die Hose macht anstatt ins Klo.“

„Hast du das etwa schon ausgerechnet?“, ist Anna skeptisch, während sie Wölfchens nasse Einlage gegen die trockene auswechselt.

„20 Mal pinkeln pro Tag und das bis zur zuverlässigen Dichtheit erwartungsgemäß rund zwei Jahre lang gibt etwas über 14.000 Piesler“, konkretisiert Eva ihre Behauptung.

„Das mag zwar rechnerisch korrekt sein, trifft aber bei uns nicht zu, da ja nicht jeder Piesler in die Hose geht“, korrigiert Anna.

„Gut, ich lasse ja mit mir reden. Aber selbst wenn es nur lächerliche 5.000 oder gar 1.000 Pinkler wären, die in die Hose oder den Rock gingen in nächster Zeit, oder gar nur läppische 500 Pipis – so ist das doch eine gehörige Anzahl, und nicht jedes Mal davon werde ich zugegen sein, gnädigste Pipiexpertin.“

„Hast recht“, gibt sich Anna geschlagen und überreicht das Baby ihrem Mann. „Den Kopf gut stützen, Peter“, erinnert sie ihn an eine Tatsache, die ihm längst vertraut ist.

„Geht ihr nur“, drängt Peter die zwei Freundinnen in Richtung Türe – wohl wissend, dass der Abend mit Wölfchen so oder so verlaufen könnte und er, außer sich selbst, ein Tragetuch, Wasser und geringe Mengen Muttermilchreserven im Tiefkühlschrank nicht wirklich etwas anzubieten hätte.

Wobei die Reserven für Annas Fotoexperimente mit dem Muttermilch-Farbverlauf bestimmt waren und Peter sich keineswegs trauen würde, auch nur ein Paket davon zu verfüttern.

Um tropffreie Längen voraus

„Wir sind gegen halb 9 wieder da“, ruft Anna von draußen. Dann zieht sie die Tür hinter sich zu, schultert ihre Sporttasche und radelt gemeinsam mit Eva in den Fitnessclub.

Dort angekommen muss Anna gähnen.

„Bin ich auf einmal müde“, stellt sie fest, als sie sich ihr Schwimmzeug anzieht, „naja, normalerweise liege ich um diese Zeit ja schon fast im Bett.“

„Wirst schon wieder munter werden, wenn wir erst mal drin sind“, motiviert Eva und düst in Richtung Duschen. Anna schleicht hinterher und stellt die Brause auf extra warm.

Dann springen beide ins Becken und spulen ihr Programm ab.

Anna ist nun doch froh, dass sie nicht unter der Dusche geblieben ist. Gerade eben hatte sie noch überhaupt keine Lust auf Bewegung. Zu müde waren Arme und Beine und zu groß die Verlockung, sich noch stundenlang warmes Wasser über den Körper laufen zu lassen. Doch nun genießt sie das Gefühl, zu schweben und kraftvoll Tempo zu machen.

Um sie herum blubbert und rauscht es und sie erinnert sich an die Zeit zurück, als sie mit Wölfchen im Bauch schwimmen gegangen ist. Jeder in seiner Suppe.

Fünf Bahnen vor Schluss geben Anna und Eva nochmal so richtig Gas und Anna merkt, wie ihr Schweiß ins Wasser tropft. Dass sie ihren Körper fordert, tut ihr gut. Und dass sie mit dem Kopf im Wasser und gerade für niemand anderes als sich selbst verantwortlich ist, rundet das sportliche Erlebnis wundervoll ab.

Sie schlägt an. Und neben ihr Eva.

„Geschafft", lächelt sie, und Eva klopft ihr auf die Schulter.

„Super, Anna", lobt Eva, „bin ja gespannt, ob ich auch mal ein paar Wochen nach der Geburt so fit bin wie du."

„Bestimmt", sagt Anna und steigt aus dem Becken, „wenn wir weiter miteinander trainieren, bleibt dir nämlich gar keine andere Wahl."

Sie gehen zu den Duschen und ziehen ihre Badeanzüge aus.

„Boah!", entfährt es Eva, „du siehst ja schon fast wieder aus wie neu!"

„Nicht schlecht, oder?", blickt Anna stolz an sich herunter und mustert ihren bereits wieder recht straffen Körper. „Meine Bauch-, Po- und sonstigen Muskeln hab ich ja bis zu Wölfchens Geburt gedrillt. Hat sich offenbar gelohnt. Wobei hie und da schon ein wenig Luxus-Still-Speck schwabbelt."

„Ja, vor allem ganz weit oben", grinst Eva und deutet auf Annas Brüste. „Stehen dir gar nicht schlecht, deine Riesendinger."

„Danke für das Kompliment, Evchen. Aber verglichen mit dem Durchschnittsbusen sind sie doch sehr klein. Wobei, jetzt kommt gerade ein Milcheinschuss, da werden sie prompt nochmal praller, wie beim Schönheitschirurgen. Siehst du?"

Anna deutet auf ihre Brustwarzen, die sich auf einmal wie durch Geisterhand aufblähen. Prompt fängt Annas weiße Milch an, aus den Nippeln herauszutropfen.

„Oh, da ist auch schon die Milchlieferung!", ruft Eva.

„In Deckung, sonst schieß ich dich ab!", lacht Anna, und Eva duckt sich.

„Keine Angst", sagt sie dann, „ich hab Wölfchens Köstlichkeit ganz gut im Griff."

Rasch drückt Anna mit der Unterseite des linken Arms fest auf beide Nippel.

„Funktioniert das?", ist Eva neugierig.

„Logo. Dauert nur paar Sekunden", erklärt Anna. „Man spürt, wenn der Überdruck von innen nachlässt, und kann die Nippel dann mit tropffreiem Verschluss wieder auslassen."

„Komplett tropffrei?", bohrt Eva nach. Immerhin wusste sie aus dem Drogeriemarkt-Regal, dass es jede Menge Stilleinlagen gegen tropfende Nippel zu kaufen gab.

„Komplett tropffrei", bestätigt Anna. „Aber das spricht sich offenbar nicht so einfach herum. Vielleicht deshalb, weil nichts daran verdient wird, wenn ich meine eigenen Brustwarzen tropffrei erziehe und auf Brustwindeln verzichte."

„Wie so oft hast du offenbar recht", sagt Eva und schaltet die Brause ein.

Dann entdeckt sie eine Auffälligkeit an Annas Bauch. „Was ist das eigentlich für ein Strich?", fragt sie, während sie mit dem Wasserstrahl ihren Hals massiert.

„Mein Kaiserschnitt", sagt Anna und legt die Hand auf ihren Bauch. „Nach alter Methode von oben nach unten durchgeführt, zu Hause in meiner Küche. Mit dem Brotmesser."

„Doofe Nuss", meckert Eva, „meine Frage war durchaus ernst gemeint."

„Das Ding nennt man auch Linea nigra. Bekommt man in der Schwangerschaft und geht danach angeblich auch wieder weg. Besser gesagt: Es geht sogar ziemlich sicher wieder weg, sonst hätten ja alle Mütter lebenslang so einen Strich auf dem Bauch, und das ist mir noch nie aufgefallen."

„Nö, mir auch nicht. Besser, der Strich geht wieder weg. So ein zweigeteilter Bauch sieht irgendwie seltsam aus", stellt Eva fest. „Hast du noch Lust auf die Sauna?"

Anna tastet kurz ihre Brüste ab. „Ja, geht noch", antwortet sie, weil Wölfchens Milchlieferung bislang nicht allzu prall ist, und für beide werden die nächsten Minuten zu einer schweißtreibenden Angelegenheit.

Als sie sich kalt abgeduscht, eingecremt, angezogen und die Haare geföhnt haben, ist es Viertel nach acht.

„Bin gespannt, wie es Peter mit Wölfchen so ergangen ist", meint Anna beim Rausgehen.

„Erzählst du mir dann morgen, ok?", sagt Eva.

„Ja, wenn ich es in meiner Stilldemenz nicht vergesse", ruft Anna der Freundin zu und radelt nach Hause.

Babykotze und die passende Saugerlochgrösse

Als Anna zu Hause ankommt, ist es verdächtig ruhig.

„Peter?", fragt sie in den dunklen Raum hinein.

„Sie hat angefangen zu schreien, als du gerade zehn Minuten aus dem Haus warst, und ist erst vor fünf Minuten auf mir liegend eingeschlafen", wispert Peter vom Sofa in Annas Richtung.

„Tut mir leid für dich, dass es so anstrengend war", flüstert Anna und drückt Peter einen Schmatz auf die Wange.

„Wie siehst du denn aus?", kichert sie, als sie ihren Mann in der hellen Küche genauer betrachtet.

Peters dunkles Polohemd hat rinnsalhafte Verzierungen, die auf der Schulter beginnen und bis zum Bauch reichen. Anna riecht an dem weißlichen Zeug. „Babykotze", lautet ihr Befund. „Schatzi, wir haben doch Spucktücher."

„Ja schon", sagt Peter, „aber die sind meistens nicht dort, wo unsere Kleine hinkotzt. Sie beherrscht das Weitkotzen nämlich noch nicht."

Anna lacht. „Dabei meinte Eva neulich erst, unsere Wohnung sei fast gänzlich mit Spuck- und Tragetüchern eingerichtet. Meinst du, wir brauchen noch ein paar mehr Spuckis?"

„Ich glaube, wir haben reichlich davon", antwortet Peter, „lediglich die Distribution innerhalb der Wohnung könnte etwas besser sein. Oder ...", er überlegt.

„Oder was?"

„Oder sie hört eh schon bald auf zu spucken. Gibt es da nicht irgendwelche Tricks?"

„Aber klar!", sagt Anna und greift in ihre Handtasche. „Diese Broschüre hier habe ich heute im Drogeriemarkt mitgenommen. Und darin findet sich der ultimative Trick in Sachen Babykotze."

„Nämlich?" Peter wirkt höchst interessiert.

„Ich zitiere", sagt Anna und liest vor, „Achten Sie auf die Auswahl der richtigen Saugerlochgröße."

„Ahh, das klingt ja höchst erotisch", schmunzelt Peter und nimmt Anna die Broschüre aus der Hand.

„Finde ich auch“, sagt sie leise, und ihre Lippen treffen sich erstmals seit der Geburt wieder zu einem Kuss.

Weil Peter das schlafende Baby schon in Annas Bett getragen hat, verziehen sie sich auf die Couch im Wohnzimmer und tun das, was sie schon eine Ewigkeit nicht mehr miteinander getan haben. Annas noch immer erhöhtes Blutvolumen lässt besonders in ihrem Unterleib höchst angenehme Gefühle zu, und ihre Erregbarkeit ist besonders intensiv. Wohl auch deshalb, weil Anna gerade vom Sport und aus der Sauna kommt und ihre Nervenzellen besonders wach sind. Wie froh sie gerade jetzt ist, bei der Geburt keine Dammverletzung erlitten zu haben!

„Das fühlte sich sehr gut an“, stellt Anna hinterher fest.

„In der Tat“, bestätigt Peter. „Man hört zwar immer, dass die Frau nach der Geburt ausgeleiert ist und sich einige deswegen vor lauter Angst sogar den Bauch aufschneiden lassen, aber ...“

„... aber dieses Ammenmärchen hat wohl nicht einmal den Titel Märchen verdient. Zumindest nicht bei mir“, grinst Anna, „dafür sorge ich schon, dass die Zitronen meiner inneren Vorstellung bis auf den letzten Tropfen ausgepresst werden und alles schön kräftig bleibt. Das wär ja was, wenn ich für das restliche Leben keinen Spaß am Sex mehr hätte, weil ich ausgeleiert bin!“

„Nicht auszudenken“, bestätigt Peter und streichelt Anna liebevoll. „Du hast das schon ganz prima gemacht, meine Süße. So, wie du unser Wölfchen geboren hast und wie du es jetzt groß werden lässt.“

„Finde ich auch“, sagt Anna und kuschelt sich noch ein Weilchen an ihren Mann.

Dann geht sie auf die Toilette und ruft Peter ein entferntes „Bis morgen!“ zu. Denn einschlafen will sie neben ihrem Baby, das sie nachts wieder brauchen würde. Und zwar noch für ein ganzes Weilchen.

Wie lange genau?

Das steht noch nicht mal in den Sternen.

Annas stille Brüste

Rückblickend gesehen hatte – neben dem Bauch und seinem Inhalt – Annas Busen zweifelsohne die größtmögliche Veränderung erfahren.

Bislang war Anna auf ihre kleinen, festen Brüste eigentlich nicht sonderlich stolz gewesen, aber nun offenbarte sich gerade aus diesen eine schier unerschöpfliche Quelle wärmender Liebe, die das Baby gleichzeitig auch noch in Rekordzeit großmachte.

Und wie groß! Schon zwei Monate nach der Geburt hatte Wölfchen sein Geburtsgewicht nahezu verdoppelt, und an den zahlreichen enger und kürzer werdenden Kleidungsstücken sowie einer zur Geburt geschenkten (und damals viel zu großen) Mütze erkannte Anna, wie rasant die Baby-Baustelle hochgezogen wurde.

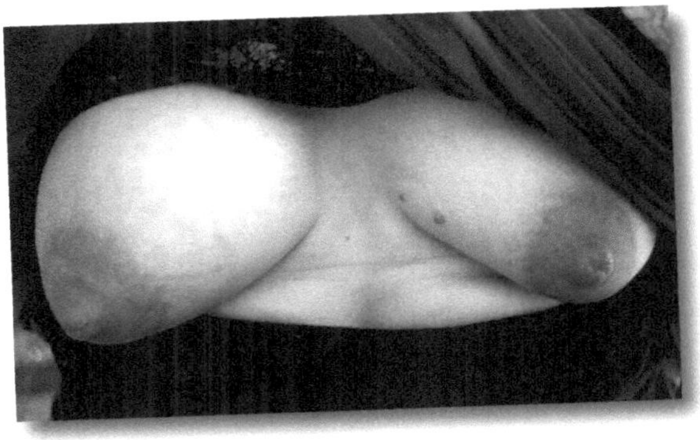

Doch das kam freilich nicht von ungefähr. Unglaublich, welche Mengen an stets perfekt gemischter Milch Anna produzierte! Und das ganz einfach so. Ohne ihr Zutun, und ohne den geringsten Gedanken daran verschwenden zu müssen, wie die passende Temperatur der vermeintlich besten Wasser-Pulver-Mischung denn nun erreicht oder beibehalten werden könnte.

Nach dem Stillen war vor dem Stillen, und an der unterschiedlichen Größe der Brüste ließ sich unschwer ablesen, wo das Baby zuletzt „gearbeitet" hatte.

Annas Milch ging nie aus, und vor allem nachts empfand sie es als äußerst genial, die passende Rezeptur zur Beruhigung ihres hungrigen und durstigen Babys stets griffbereit auf Lager zu haben. Dass sie die Stillhormone wenig später wieder nahtlos einschlafen ließen, war ein zusätzlicher Gut-Aspekt der angewachsenen Errungenschaft.

So viel zu den positiven Aspekten der hochgezüchteten Stillbrust.

Denn natürlich hatten die Dinger auch Nachteile (gehabt). Vor allem in der Anfangsphase.

Nein, sie liefen in aller Regel nicht mehr aus, denn Anna hatte sie dementsprechend erzogen. Entweder klappte sie die Nippel nach oben (Prinzip Gartenschlauch) oder, wenn sie gerade nicht an die nackten Warzen rankam, sie presste mit einem freien Arm fest auf beide Brüste bzw. mit der freien Hand auf die gerade nicht gesäugte Brust. So hatte die Verschwendung tropfnasser Milch prompt ein Ende.

Nein, sie waren auch nicht mehr so superhochdreiempfindlich, dass selbst der Gedanke an eine unfreiwillige Berührung Anna zurückzucken ließ. Möglich, dass andere frische Stillbrüste hatten, die von vornherein eingesäugt und abgedämpft daherkamen – aber Annas Brüste waren zu Beginn echte Zicken und wollten auch dementsprechend behandelt werden. Peter? Autsch, der durfte erstmal nicht mehr ran. Und wenn wieder einmal die Unterwäsche an angetrockneter Warzenmilch festgeklebt war und die Haut der eh schon viel zu stark nörgelnden Brustwarzen vom Textil abgelöst werden musste, dann schickte Anna ein Stoßgebet zum Himmel, es möge Hornhäute regnen, und zwar genau auf ihre Frontlader. Etliche Wochen später wurde ihr die Hornhautlieferung endlich zugestellt. Doch nicht vom lieben Gott, sondern vom fleißigen Saugschnabel ihres Wölfchens. Trude hatte nach der Geburt zwar gemeint: „Zwei Wochen, dann tut das Ansaugen nicht mehr so weh“, aber Pustekuchen! Sie hatte wohl die Multiplikation der zwei Wochen mit dem Faktor X vergessen.

Nein, sie waren auch nicht sonderlich schwabbelig geworden, denn Anna hatte ja von vornherein eher kleinere Modelle gehabt. Und so kam es, dass sie auch in der Vollstillzeit keinen BH tragen musste, sondern tun und lassen konnte, was sie wollte. Freilich brauchte sie für ihren Sport eine Stütze (denn sonst fühlten sich die Brüste nach Schaukelbewegungen direkt zur Milchabgabe verpflichtet, was beim Yoga im abschauenden Hund nicht unbedingt sinnvoll war), aber ansonsten blieb alles an Ort und Stelle.

Nein, das war alles nicht der Fall. Der Haken war ein ganz anderer, denn der größte Vorteil der Teile war wohl auch ihr größter Nachteil: Dass sie nämlich fix angewachsen waren und man sie nicht mal eben zur Weitergabe an Peter oder sonst wen abmontieren konnte. Dass ein anderer das „Busi“ reichte, ging leider nicht.

Doch – ganz ehrlich und genauer betrachtet – wäre Anna ohnehin viel zu egoistisch gewesen, sich von ihren sagenhaften Milchbrüsten zu trennen, und wenn es auch nur für eine einzige Stunde gewesen wäre. Annas Brüste gehörten ihr, nur ihr allein. Oder sagen wir besser: Ihr allein und ein wenig jetzt auch Wölfchen. Sie hatte die Vorratskammern des weißen Goldes in ihrer Funktion als Amme dem Baby gewissermaßen für eine vorerst unbestimmte Zeit geliehen, und damit auch ihre persönliche Zeit an den Säugling geheftet.

Das war manchmal schön, manchmal anstrengend, manchmal nervig, manchmal trostreich – und manchmal nichts von alledem und alles andere als das. Es war jedenfalls viel mehr als Nahrungsaufnahme und das Stillen grundlegender Bedürfnisse wie Hunger und Durst. Anna konnte sich beim besten Willen nicht vorstellen, wie sie die Multifunktion ihrer universell einsetzbaren Kostgeber durch so etwas Banales wie in Wasser angerührtes Pulver, das sich in einer Flasche mit Saugrüssel befand, ersetzen könnte.

Sie fragte sich daher, wie Mütter es auch ohne Milchbrüste schaffen, ihr Baby rundum zufriedenzustellen, und hatte den Eindruck, dass das eine wirklich große Aufgabe sein muss.

Hier ist Platz für einen Liebesbrief an deine Brüste:

Annas stille Tätigkeiten

Anna war über die Zeit zu einer wahren Stillweltmeisterin geworden, die in jeder möglichen und scheinbar unmöglichen Situation dazu in der Lage war, zumindest eine ihrer Brüste derart zu angeln, dass sie Wölfchen gereicht werden konnte. Sie stillte ihr Baby zu Hause und unterwegs, drinnen und draußen, im Sitzen, Stehen und Liegen – und nachdem sie im Internet ein Video gesehen hatte, das eine Stillmama beim Stillen im Kopfstand zeigte, behielt sie auch diese Option im Auge (und wollte es, sobald Wölfchen krabbeln und sitzen konnte, zumindest im Schulterstand einmal ausprobieren).

Da Annas „Fläschchen" weder auslaufen noch auskühlen konnten, brauchte sie sich keine Gedanken über das Ablaufdatum bereits angerührter Milch zu machen. Sie war auch nie mit dem Umstand konfrontiert, dass sie Wölfchens Babynahrung erst einkaufen musste (und bei dieser Gelegenheit vielleicht feststellen musste, dass das bevorzugte Produkt gerade nicht vorrätig war) und sparte so Nerven, Zeit und – nicht zu vergessen – viel Geld!

Bei Annas Milch gab es keine Diskussion darüber, welche Variante nun die gesündere sei, ob irgendwann ein Umstieg von Produkt A auf Produkt B zu erfolgen hätte und ob es vielleicht besser wäre, die Milch anzudicken. Nein, Annas einzigartige Muttermilch war immer perfekt, egal in welchem Babyalter und in welcher Situation, und aus Pre-Nahrung wurde automatisch Folgemilch.

Doch nicht nur das! Wollte Wölfchen nämlich an heißen Tagen extrem oft andocken, um den Durst zu stillen, so bekam das Baby zuerst die weniger nahrhafte Für-den-schnellen-Durst-Milch zu trinken. Hatte die Kleine hingegen ordentlich Hunger und hing sie deshalb einige Zeit ausdauernd an der Warze (bzw. an den Warzen, denn Anna reichte je nach Lust, Laune, Gefühl und Nachfrage auch die zweite Brust), so bekam sie nach und nach auch die Von-hinten-kommt-die-fettreiche-extra-Hunger-Dessert-Milch „gefüttert". Anna spürte es in ihrer Brust sehr deutlich, wenn die V.h.k.d.f.e.H.-Dessert-Milch abgesaugt wurde, und dieses Gefühl war besonders angenehm und befriedigend. Nicht nur für das Baby, sondern auch für die Mutter. Es tat gut, „leergetrunken" zu werden, und beide waren nach getaner Arbeit „sattzufrieden".

Anna schaute bei der Stillerei übrigens kaum auf die Uhr. Weder, was die Abstände zwischen den Stillmahlzeiten anging, noch was die Dauer der einzelnen Saugarien betraf. Ihr war klar, dass sich das Baby in seiner eigenen Bedarfsintensität das holen würde, was es brauchte.

Auf die Frage irgendwelcher Leute, wann sie denn wieder stillen müsse, sagte sie meist „bald", um sich detailreiche Erklärungen zu ersparen.

Welche stillen Besonderheiten hast du an dir und deinem Baby festgestellt?

Annas stille Nächte

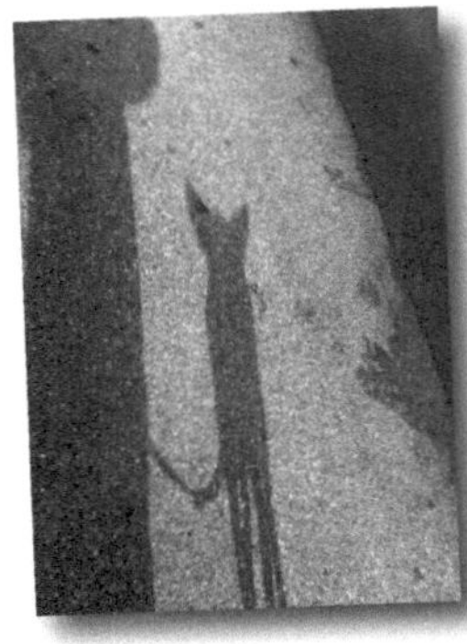

Es wäre gelogen, zu behaupten, dass jede Babynacht bei Anna prima verlief. Aber nachdem Anna ihrem Wölfchen einen schönen Schlaf-Wach-Rhythmus angewöhnt und sich selbst dazu überredet hatte, frühmorgens gemeinsam mit Peter aufzustehen und nach dem Frühstück (das Wölfchen an Annas Brüsten genoss) eine große Runde mit dem Hund zu drehen, wurden die Nächte immer besser.

Denn sowohl Anna als auch das Baby waren durch den unverzögerten Start in den Tag hellwach und abends deshalb ausreichend müde, um gut einzuschlafen.

Was freilich nicht hieß, dass Wölfchen auf einmal zum größten Durchschläfer aller Zeiten wurde. Was bedeutete das Wort „durchschlafen“ eigentlich?

Im Grunde, dass die Gesamtheit aus Rhythmus, Grundmüdigkeit, Zufriedenheit und Sattheit dazu führte, dass das Baby einige Stunden am Stück (am besten um die sechs Stunden herum) so gut schlief, dass es etwaige Unruhephasen in dieser Zeit alleine ausbalancieren konnte und nicht nach seiner Mutter rief.

Die schlief im selben Bett, Seite an Seite mit ihrem Kind, und war bei nächtlichen Unterbrechungen in Sachen Hunger und Durst oder der Abgabe von Körperflüssigkeiten prompt zur Stelle.

Das war einerseits praktisch für das Baby, andererseits war es aber auch höchst praktisch und ressourcenschonend für Anna-Mama, denn sie musste nicht erst von weit her geholt werden und komplizierte Bewegungsareale ihres Hirns in Anspruch nehmen, um zum bis dahin bestimmt höchst quengeligen Säugling zu gelangen. Es reichte in der Regel vielmehr, sich nach dem Hochziehen des Shirts im liegenden Halbschlaf so zu platzieren, dass eine der Brüste in den Mund fand. Was auch bei Dunkelheit mit einiger Übung gelang. Denn Anna orientierte sich beim Tasten immer an Wölfchens Nase und wusste, dass darunter das süße Mündchen zu finden war.

Und wenn das Baby nachts mal musste und deshalb einen „Pipi-Alarm“ meldete? Dann ging auch das ruck-zuck. (Große Geschäfte hob sich Wölfchen für den Tag auf.)

Da Wölfchen auf seinem Lammfell schlief, brauchte sich Anna um ihre Matratze keine Sorgen zu machen, wenn bei nachtschlafenden Pipi-Aktionen mal ein paar Tropfen daneben gingen. Die wurden aber ohnehin meist vom Tüchlein oder der mittels Lanolin wasserabweisend gemachten Filzhose aufgefangen und ließen sich spurlos entfernen.

Anna und Wölfchen waren mit der Zeit so geschickt geworden, dass entweder rasch die bereits nasse Stoffwindel gewechselt wurde (frische Tücher fanden sich im Wäschekorb unter dem Bett) oder das Baby innerhalb kurzer Zeit zufrieden im Liegen pieselte, wenn Anna nach dem Öffnen des Schlafsacks und der Überhose den Hinweis „lull mal“ gegeben hatte.

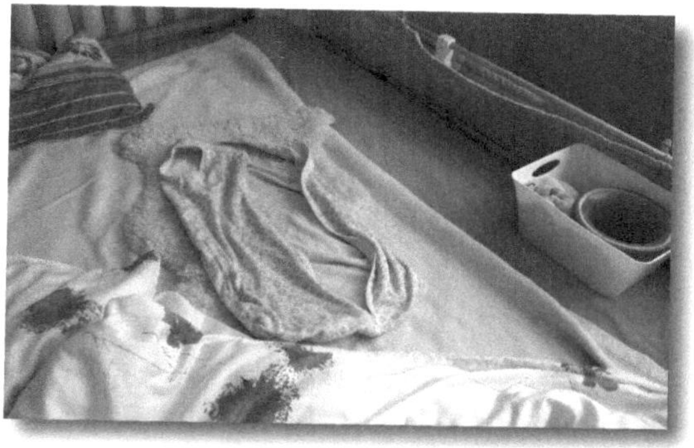

Den Inhalt des Piesel-Topfes beziehungsweise die angelullten Tücher stopfte Anna in Wölfchens „Zimmerklo“, wo auch der Topf selbst Platz fand. All das konnte morgens bequem geleert und ausgewaschen werden.

Mit dem zunehmenden Tiefschlafpensum von Annas Baby wurden aber auch die Piesler seltener, und es kam bereits zehn Wochen nach Wölfchens Geburt vor, dass das Baby nachts zwar einmal eine gehörige Ladung Muttermilch nachtankte, aber dennoch von abends um halb 11 bis morgens um 6 eine trockene Hose hatte.

Phantastisch! Anna war begeistert, weil dies bedeutete, dass Wölfchen schon richtig gute Tiefschlafphasen hatte, in denen es deutlich weniger Urin produzierte als während seiner unruhigen Aktivitätsphasen.

Darüber hinaus stellte das Schlafverhalten des Säuglings die Qualität von Annas selbstgemachter Milch ins beste Licht, die offenbar bestens dazu geeignet war, lange Phasen der glückseligen Ruhe zu gewährleisten.

Und wenn die Nacht recht mau war?

Dann bot sich ein Nachschlafen bei nächster Gelegenheit an. Am besten gleich am Vormittag des Garstige-Nacht-Tages, zeitgleich mit dem Baby.

Annas Schlaf-Mantra

Hebamme Trude hatte Anna eine baldige „Durchschläferin“ gewünscht. Und da Trude schon seit vielen Jahren Hebamme war und niemals etwas wünschen würde, was unerreichbar war, hatte dieser Wunsch Hand und Fuß.

Wenngleich Anna wusste, dass das Durchschlafen bei Säuglingen nicht ein lückenloses Schlafen von A nach B bedeutete, so ging ihr dieser gute Hebammenwunsch dennoch nicht mehr aus dem Kopf.

Ganz unbewusst machte sie daraus ihr Schlaf-Mantra und wünschte sich ebenfalls aus tiefstem Herzen ein Baby, das nachts ruhig war und sie nur selten brauchte.

Erstaunlicherweise wurden die Baby-Nächte so immer besser, und Anna wusste am nächsten Morgen manchmal tatsächlich nicht, ob sie das Baby nachts gestillt hatte oder nicht.

Annas von Trude übernommenes Schlaf-Mantra **„Ich wünsche mir eine Durchschläferin“** hatte wirklich funktioniert!

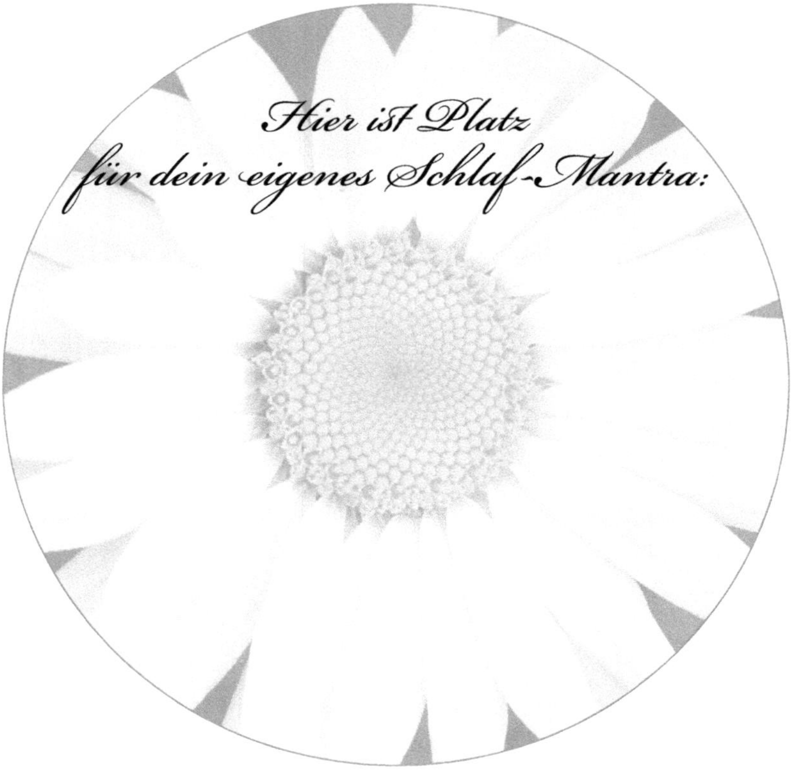

Annas tragende Funktion

Anna war davon überzeugt, dass vor allem auch das häufige und lange Babytragen dazu beitrug, aus Wölfchen ein ausgeglichenes, fröhliches Kind zu machen. Sie stellte sich vor, dass es wunderschön sein musste, am schmusig warmen Körper seiner Mutter einzuschlafen oder aufzuwachen, und wollte ihrem Kind diesen sagenhaften Komfort deshalb keinesfalls vorenthalten.

Die sanften Schaukelbewegungen kannte Annas Baby ja bereits aus dem Mutterleib, ebenso Annas Stimme und ihre gesamte Art, sich zu bewegen. Dies alles fand im Tragetuch nun seine nahtlose Fortsetzung, und für Anna wurde das Tragen neben dem Stillen zur absoluten Selbstverständlichkeit.

Auch erleichterte das getragene Baby ihren Tagesablauf ungemein. Sei es, weil Wölfchen genau dann Zuneigung brauchte, wenn Anna ihre Hände zu anderweitigen Dingen als dem Babytrösten verwenden wollte, oder weil sie – ganz banal – eine rasche Möglichkeit zum sicheren Babytransport benötigte.

Wie oft wäre Anna an die Grenzen des Machbaren gestoßen, wenn sie das Baby im Kinderwagen bewegt und beispielsweise festgestellt hätte, dass nur etwa jeder dritte Bus ihrer Hausbuslinie barrierefrei ist! So aber erklomm sie flink wie ein Kätzchen sämtliche Treppen, schlängelte sich durch diverse Dreh- und Schiebetüren und brauchte kein einziges Mal draußen vor der Tür zu warten, weil sie ein sperriges Kindergefährt dabei hatte. Selbst wenn Anna unterwegs aufs Klo musste, hatte sie ihr Wölfchen umgebunden und machte mit ihm kräftigende Übungskniebeugen.

Und als wären diese Vorzüge nicht schon genug, um sich für das Babytragen zu entscheiden, kam ein weiterer Pro-Trage-Faktor hinzu: die kindliche Hüftentwicklung.

So häufig, wie Anna ihr Wölfchen angehockt und gespreizt in der danach benannten „Anhock-Spreiz-Stellung" Bauch an Bauch vor sich hertrug, konnte die kleine Hüfte ja gar nicht anders, als sich formgerecht zu entwickeln. Ja, diesen Bonus bietet kein Kinderwagen dieser Welt, und sei er auch noch so teuer.

Doch wie schaffte es Anna, viele Stunden am Tag zur Babyträgerin zu mutieren, ohne dabei bucklig und schlapp zu werden? Ganz einfach: Sie trainierte jeden Tag mit dem immer schwerer und größer werdenden Baby und gewöhnte so ihren Körper und vor allem den Rücken an die wachsende Herausforderung. Daneben machte sie viel Gymnastik und achtete auf lockernde Ausgleichsübungen, die sie zum Beispiel aus dem Yoga kannte oder beim Schwimmen für sich abrufen konnte.

Bei den bereits in der Schwangerschaft gekauften Tragehilfen blieb Anna, schaffte sich aber zusätzlich noch eine dritte, äußerst schlanke und ruck-zuck anlegbare Babytragevariante an. Denn Annas elastische Tragetücher waren zwar praktisch, aber eben doch knapp fünf Meter lang. Daher war sie über die zwei nicht elastischen Trageschlaufen, die sie erwarb, als Wölfchen schon etwas „stabiler" war, höchst erfreut.

Doch welches Tuch und welche Schlaufe auch immer: Alles eignete sich über das Tragen hinaus bestens dazu, das Baby zu bedecken und zu wärmen, wenn es beim Tragen einschlief und von Anna zu Hause oder anderswo abgelegt wurde.

Und Peter? Der kam notfalls auch mit dem langen Tuch klar, bevorzugte aber seine blaukarierten Trageschlaufen, die Anna ihm in seiner Größe spendiert hatte und in die er nur reinzuschlüpfen brauchte.

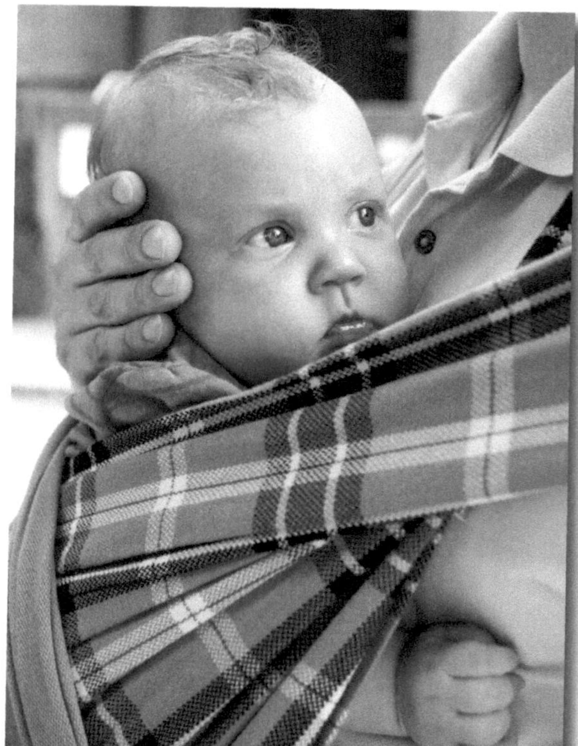

„Und, ist es gemütlich?", erkundigte sich Anna gelegentlich bei Peter nach dem Baby-Tragekomfort.

„So gemütlich, wie es mit einem schweren Brocken vorne dran eben sein kann", entgegnete der nicht so häufig tragende Peter dann – und war irgendwie auch wieder froh, wenn er sein Wölfchen ablegen konnte.

Tragen: Das war letztlich doch Frauensache. Vielleicht auch, weil das Baby anfallsweise nach Peters Brustwarzen suchte, zumal es den bequemen Luxus, im Tuch stillen zu können, ja von Anna kannte.

Worin trägst du dein Baby am liebsten?

Platz für ein

Foto von euch

Annas stiller Hunger

Was blieb eigentlich für Anna übrig von dem ganzen Kinderallerlei?

Ein unstillbarer Hunger auf diverse Grundbedürfnisse, und neben ausreichend Schlaf war das vor allem: echter Hunger.

Anna war zu einer Schlingerin geworden, weil man nie wissen konnte, wann genau Wölfchen wieder Lust auf das Full-Service-Programm seiner Mama hatte. Schön und nobel essen war gestern, heute zählte nur, dass gutes Futter rasch den Weg in Annas Magen fand.

Doch das mit der Nahrungsaufnahme hatte seine Tücken. Nämlich vor allem dann, wenn Wölfchen genau jetzt auch ran wollte.

So lag das leckere Schnitzel zwar auf dem Teller, aber einhändig (mit stillendem Baby im Arm) war es schlichtweg nicht recht essbar. Anna wurde ein ums andere Mal bewusst, dass sie mit Stillkind im Arm irgendwie behindert und das richtige Patent zum Essen für Einarmige noch nicht erfunden war.

Wenn Anna gemeinsam mit Peter unterwegs oder zu Hause war, dann spielte er den Kleinschnippler. Kleingeschnippeltes kühlte aber schneller aus und hatte auch sonst ziemlich viel von seinem Reiz der ursprünglich sichtbaren Leckerheit verloren. Wölfchen war ein Baby, und Anna irgendwie auch, so wie sie mit der Gabel in der Hand ihre Hackschnitzelteile aufspießte und gleichzeitig den Säugling am Schoß ausbalancierte.

Warum das Baby nicht auf Peters Schoß saß? Weil der keine Milchbrüste hatte und Wölfchen auch sonst merkte, dass Peter eben nicht die Originalmama, sondern „nur“ der Originalpapa mit weniger Baby-Routine war.

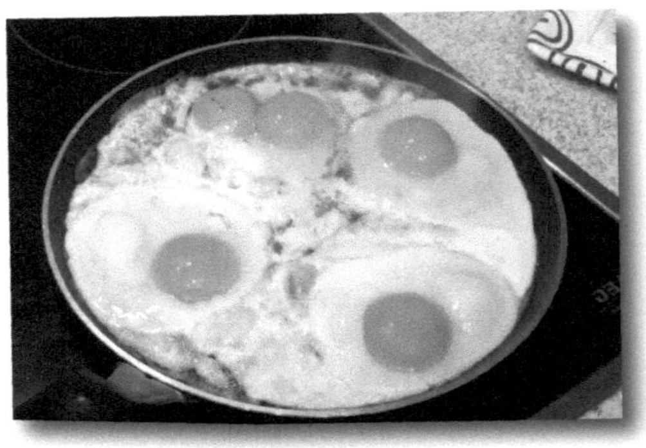

Und wenn Peter, was natürlich auch ab und zu der Fall war, Annas Tellerauflagen nicht kleinhacken konnte? Dann machte sich Anna vorzugsweise Essen, das irgendwie klein bis flüssig daherkam oder sich unschwer einhändig zerkleinern ließ: Müsli mit Milch zum Beispiel und Joghurt mit kleinen Früchten. Oder Brot mit Käse und kleine Nudeln mit kleinem Gemüse. Oder Spiegeleier, die – als hätten sie es geahnt! – für den großen Stillhunger fallweise doppelt aus dem Ei purzelten.

Eis funktionierte auch immer, denn das konnte man schlecken. Aber Eis zum Frühstück, Mittagessen und Abendessen, jeweils als Hauptspeise? Ein Ding der Unmöglichkeit.

Daher mussten weitere Essenslösungen her, doch die wollten erst einmal hergestellt werden. Was neue Herausforderungen im täglichen Privat-Restaurantbetrieb mit sich brachte. Bei der Essens-Zubereitung saß Wölfchen – wenn es nicht gerade schlief oder spielte – nämlich meistens im Tragetuch und hatte so den Logenplatz über dem Herd inne.

Echt dufte, diese Art der kindlichen Küchenhilfe! Vor allem dann, wenn Wölfchen ausgerechnet dann unruhig wurde, wenn Anna gerade heftig am Brutzeln war, um Peter in seiner straffen Mittagspause pünktlich bewirten zu können.

Manchmal wusste Anna selber nicht, wie sie es regelmäßig schaffte, Leckeres auf den Tisch zu bekommen, aber irgendwie klappte es meistens dann doch. Und wenn es mal überhaupt nicht sein wollte, dann war der Tiefkühlschrank, wo sich feine Dinge vergangener Tage fanden, Annas bester Freund.

Ob der Anschluss an die reine Stillzeit einfacher zu bewältigen wäre? Wenn Wölfchen dann selber zulangen und probieren könnte und nicht mehr jeder Tropfen von Anna kam?

Anna überlegte und kam zu keinem klaren Ergebnis.

Um ganz sicher zu sein, dass Wölfchen mit ihrer Milch richtig beraten war, hielt sie ihm eine gekochte Kartoffel vor die Nase und wartete auf eine Reaktion. Doch das Baby ignorierte Mamas Angebot komplett und lachte nur zuckersüß.

„Spannend“, fand Anna, „wann es bei dir wohl losgehen wird mit dem Futtern?“

Heute zumindest nicht. Und morgen vermutlich auch nicht. Übermorgen? Eher nein. Nächsten Monat? Wer weiß ...

Anna wollte ihr Baby entscheiden lassen. Immerhin war es als Originalmensch zur Nahrungsaufnahme bestens ausgestattet. Momentan säugend, später dann malmend und mit den Zähnen kauend. Denn neben guter Muttermilch gab es ja auch noch viele andere leckere Dinge, die Anna zubereiten und ihrem Wölfchen kleinschneiden könnte – zumindest am Anfang.

Womit das Essen in der Kleinschnippelphase wohl einen fließenden Übergang finden würde: von der einhändig stillenden Mama hin zum Baby, das alles erst lernen musste.

Worauf hast du besonders großen Hunger?

Wer hilft dir beim Einkaufen und Kochen?

Was wurde eigentlich aus …

Wölfchens Soor? Der ging nach und nach sichtbar zurück, und es ließ sich förmlich daran ablesen, wie das Immunsystem des Babys nach etwa drei Monaten seine Arbeit aufnahm. Anna konnte daher die von vielen verbreitete Soor-Hysterie nicht wirklich nachvollziehen.

Weder für sie noch für das Baby stellte die anfängliche Pilzinfektion ein Problem dar, und die ehemals als Soorschmerzen geglaubten Stillschmerzen hingen in Wirklichkeit vielleicht mit der damals noch nicht ausreichend abgehärteten Frischhaut ihrer Brüste zusammen.

Wölfchens Spuck-Attacken? Die gingen generell etwas zurück. Aber als Wölfchen begann, viel Spaß und Aktivität in der Bauchlage zu entwickeln, gab es vor allem nach den Stillmahlzeiten wundervolle Milch-Kotz-Kunstwerke. Auch für Wölfchen galt daher: Kein Sport mit vollem Magen. Wobei die Kleine auch halbverdaute Milch ausspuckte und die weißen Spucktücher deshalb über lange Zeit Annas und Peters beste Textilfreunde blieben.

Der Möglichkeit, einen Schnuller zu geben? Nichts. Wölfchen bevorzugte das Original, und Anna kam nicht mal auf die Idee, einen minderwertigen Plastiknachbau anzuschaffen, den sie dann auch noch suchen und reinigen und letztlich wieder abgewöhnen hätte müssen.

Da entschied sie sich lieber dafür, auch längere Schnull-Arien ihres süßen Wonneproppens an sich selbst zuzulassen, und parkte zu diesem Zweck das Baby auch mal am Schoß, während sie hinterm Schreibtisch saß. Übrigens plapperte Wölfchen in seiner Freizeit ungemein viel vor sich hin. Das konnte die Kleine ja auch, denn sie hatte kein störendes Plastikteil im Mund.

Dem Projekt „windelfrei“? Anna bewunderte Frauen, die es bei ihrem Baby komplett ohne Nässeschutz schafften, denn so viel durchgehende Aufmerksamkeit traute sie sich nicht zu. Aber sie war seit der Geburt höchst interessiert an allem, was in Wölfchen rein- und von dort auch wieder rausging. Deshalb wusste sie auch, dass ein ordentlicher Piesler mit drei Monaten bereits rund 80 ml und das große Geschäft über 100 ml Substanz beinhalten konnte.

Anna betrieb das Projekt „windelfrei“ – oder besser gesagt: „windelarm“, wann immer es möglich war mit großem Enthusiasmus und war auch sehr froh um ihren fleißigen Waschtrockner, der in der liegenden Anfangsphase die vielen als Auffangtextilien verwendeten Piesel- und Kacktücher ruck-zuck wieder sauber und trocken bekam.

Annas Projekt hörte allerdings beispielsweise bei der Kinderbetreuung ihres Sportclubs auf, denn einer Frau, die gleichzeitig zig weitere Kinder zu hüten hatte, konnte sie nicht zumuten, auf Wölfchens Ausscheidungssignale zu achten.

In Situationen wie diesen durfte Annas Baby daher „Einmalhosen" tragen und wurde vor dem Anlegen derselben auch darüber aufgeklärt, dass es nun innerorts pieseln konnte.

Das große Geschäft ging trotz der fallweise eingelegten Einmalhosen-Phasen eigentlich nie in die geschlossene (Windel-)Hose. Wölfchen fand es wohl viel bequemer, das breiig-feste Zeugs mit Hilfe seiner Mama und der von ihr durchgeführten Bauchgymnastik sowie Abhalte-Technik rauszudrücken und zeigte daher auch mehr als deutlich an, wann es an der Zeit war, sich dieser Aufgabe zu widmen.

Kabumm! Weil beim Stuhlgang(-Versuch) auch regelmäßig Fürze abgingen, brauchte sich das Baby mit unnötigen Blähungen nicht lange herumzuschlagen. Kein Wunder, dass auch eingefleischte Dauerwindelbenützer bisweilen neidisch auf Wölfchens Trefferquote reagierten und sich irgendwie vielleicht sogar dachten, dass das mit dem Pieseln und Kackern an frischer Luft so verkehrt nicht sei.

Annas Hämorrhoiden? Die bildeten sich nach und nach zurück und hatten, als sie kein frisches Blut mehr ausspuckten, ihren Schrecken verloren. Anna achtete darauf, ausreichend Flüssigkeit zu sich zu nehmen (meist Wasser), und schaffte es zumindest manchmal, tageweise auf (allzu viel) Süßkram und andere Leckereien zu verzichten. Eine Creme mit Gerbsäure wirkte sich positiv auf die beanspruchten Schleimhäute aus, und Annas sportliche Ader ließ zusätzlich Bewegung in die Verdauungssache kommen.

Außerdem lernte Anna nach und nach, hinten drinnen wieder gezielt zu entspannen. Diese Fähigkeit war ihr nach der Geburt kurzfristig etwas abhanden gekommen.

Annas Sportleidenschaft? Ein dauerhaftes Hobby mit vielen positiven Effekten. Nachdem die von der seit Jahren bekannten Kinderbetreuerin ihres Sportclubs geforderten zehn Wochen verstrichen waren, vertraute Anna ihren Zwerg alle paar Tage der warmherzigen Uschi an. Anna freute sich darüber, auch untertags nach Lust und Laune mal babyfrei zu haben und für diesen Zweck nicht immer Peter in die Pflicht nehmen zu müssen.

Vor der Abgabe im Club wurde Wölfchen von Anna gestillt, und nach ihrer Rückkehr ebenso. „Die Kleine kommt ja hauptsächlich zum Schlafen", hatte Uschi gleich zu Beginn festgestellt und trug Wölfchen nach dem Aufwachen stets liebevoll herum. Anna war positiv überrascht, wie seelenruhig ihr Baby auf die neue Umgebung und die fremden Gesichter reagierte, und führte diesen Umstand auch auf die friedvolle Schwangerschaft und die selbstständig gemeisterte

Geburt zurück. Wölfchen war eben gut bei sich und ließ sich so einfach nicht aus dem Takt bringen. Dafür durfte Anna regelmäßig zum Takt ihrer Sportmusik rudern, elyptern, yogieren, anderweitig turnen oder schwimmen (wenn auf den Bahnen neben ihr die Wassergymnastinnen mit lauter Beschallung Vollgas gaben). Und das war gut so! Denn obwohl Anna auf den ersten Blick schon wieder „fit" war, hatte ihr Körper durch die Schwangerschaft doch etliche untrainierte bzw. stark beanspruchte Areale erhalten, die es zu pflegen und zu stärken galt.

Aber dies passierte sachte, und in Annas Tempo. Deshalb verzichtete sie auf allzu anstrengende Kurse und ließ vor allem jene mit starken Körpererschütterungen vorerst gänzlich aus.

Annas Krachen im Gebälk? Auch Monate nach der Geburt fühlte Anna, dass Teile ihres Körpers noch alles andere als fix verzurrt waren. Vieles war noch eine „Nummer zu groß" und hatte sich noch nicht wieder richtig gefunden. Anna nahm daher Rücksicht auf ihr Gestell und hörte auf ihren cleveren Körper, der den Prozess der Rückbildung Monat für Monat vorantreiben würde.

Und wenn sie mal wieder zu lange auf den Füßen oder in einer kreuz-krummen Position gehockt war, so merkte sie das unweigerlich am starren Auftritt hinterher. Da halfen nur Dehnungen und mehr Achtsamkeit beim nächsten Mal.

Den getrennten ehelichen Betten? Die blieben getrennt, denn als sich Anna und Peter erst einmal an die einsamen Nächte gewöhnt hatten (was so viel bedeutete wie: Peter konnte sich seine Nacht im Wohnzimmer mit TV-Anschluss nach Gusto gestalten, während Anna in Ruhe nach Bedarf das Baby versorgte), wollten sie es beide nicht mehr anders.

Annas Ammengehör war viel zu ausgeprägt, als dass sie ihren Mann neben sich noch ertragen hätte, und auch Peter legte keinen großen Wert darauf, nachts durch Wölfchens Gemaule wachgemeckert zu werden. Letztlich waren die getrennten Betten auch eine Frage des freien Platzes, denn Anna und Wölfchen hatten sich richtig gut breitgemacht und füllten die über 2 x 2 Meter auch zu zweit auf voller Länge und Breite aus.

Dem gemeinsamen Sex? Durch die getrennten Betten pendelte sich bei Anna und Peter ein separates Schlaf-Leben ein, das jedem seine Freiräume ließ und die erotischen Spielwiesen auf verschiedene Ecken der Wohnung verteilte. Dabei gab es Mehr-Sex-Phasen und Weniger-Sex-Phasen, oftmals abhängig von Annas momentanem Schlaf(-Defizit) und den Bedürfnissen des Kindes. Die unbeschwerte Zeit der komplett frei planbaren einschlägigen Aktivitäten war zwar vorbei, aber Anna und Peter entwickelten eine gewisse Kreativität, um ihre Lust aufeinander auszukosten. Doch seien wir ehrlich: Ihre Beziehung hatte auch hier eine neue Qualität entwickelt. Was früher unendlich wichtig war, trat nun in den Hintergrund und wurde stellenweise abgelöst vom „Familien-Ding" und der dadurch gespürten Verbundenheit, die viel mehr war als nur körperliche Nähe.

Was wurde eigentlich bei dir aus ...

.... :

.... :

.... :

.... :

Und Annas Nicht-Anschaffungen vor der Geburt?

Wir erinnern uns an Annas Vorhabungen, die sie bereits während der Schwangerschaft klar zu Papier gebracht hatte: Da gab es doch diese ziemlich lange Liste jener Dinge, die sie keinesfalls anschaffen wollte.

Nun, nicht alles klappte diesbezüglich wie am Schnürchen. Da Anna aber flexibel genug war, ihre einstigen Entscheidungen zu modifizieren, kam es hie und da einfach zu kleineren Änderungen des ursprünglichen Plans.

Doch nochmal der Reihe nach: Was wollte Anna keinesfalls anschaffen?

Babywaage: Anna kaufte zwar keine Babywaage, aber Peter bekam zufälligerweise eine elektronische Kofferwaage als Werbegeschenk überreicht. Und an der ließ sich auch ein Tuch befestigen, in das Anna ihr Wölfchen manches Mal spaßeshalber zum Abwiegen hineinlegte. So konnten Anna und Peter, ganz wie Hebamme Trude mit ihrer Federwaage, ziemlich genau ablesen, welchen Speck sich ihr Baby allein durch die gute Muttersahne mit der Zeit ansäugte. Nach etwa drei Monaten hatte Wölfchen sein Geburtsgewicht mehr als verdoppelt, und die Abwiegtücher waren nicht mehr groß genug. Anna war stolz und zufrieden, automatisch so herzhaft gute Nahrung für ihr Baby produzieren zu können, und die Kofferwaage verschwand bis zur nächsten Flugreise in irgendeiner Ecke der Wohnung.

Plastikwindeln: Anna benutzte „Einmalhosen“ zwar nur in Ausnahmefällen, aber für bestimmte Auswärtsspiele waren sie zugegebenermaßen recht praktisch. Wenngleich Anna den Geruch gebrauchter Wegwerfwindeln eklig fand, war es doch angenehm, ab und zu so überhaupt nicht auf Wölfchens Ausscheidungen achten zu müssen und sich auf die moderne High-Tech-Windel verlassen zu können. Auch für Wölfchen brachte diese Art der erweiterten Geschäfts-Beziehungen einiges an Stressfreiheit. Nämlich zum Beispiel dann, wenn sich die Kleine in der Obhut jener Leute befand, die mit ihren Ausscheidungssignalen sowie den damit verbundenen Produkten so gar nichts anfangen konnten und froh waren, wenn sie ins niedliche Gesicht des Babys schauen durften und nicht seine (vermutlich nasse) Hose kontrollieren oder wieder instandsetzen mussten.

Muttermilch-Ersatznahrung: Die kannte Anna nur von außen und sie wusste nicht einmal, wie man ein Fläschchen korrekt zubereitete. Das Stillen klappte nämlich bedenkenlos gut, vor allem auch deshalb, weil Anna wollte, dass es so gut klappte. Sie ließ sich durch nichts und niemanden aus der Ruhe bringen, und bei jedem Besuch im Supermarkt oder Drogeriemarkt war sie froh, kein Geld der Welt für die teure Muttermilch-Imitation ausgeben zu müssen. Insgeheim nahm sie sich fest vor, ihr Wölfchen bis zum Abwinken zu stillen.

Extra-Bett für das Baby: Eines mit Himmel und Gitter außenrum brauchte Anna zwar nicht, aber aus ihrem anfänglich installierten Rausfallschutz fürs Baby wurde nach und nach eine Komplettbettverbreiterung. Und zwar in Form einer angestellten und mit Matratze ausgestatteten hölzernen Gartenliege (die wiederum mit einem Rausfallschutz abgesichert war). So hatte nicht nur Anna mehr Platz, sondern auch ihre in der Nacht rasch benötigten Utensilien wie das Babytöpfchen, saugfähige weiche Baumwolltücher oder ihre Wasserflasche zum Selber-Trinken. Anna lernte ihre Bettumgebung auswendig und konnte bald auch ohne Licht „navigieren". Das war gut so, denn der helle Strahl der Nachttischlampe hatte nachts zu unnötiger Aktivität beim Baby und auch bei ihr geführt.

Kinderwagen: Anna hatte wie geplant keinen Kinderwagen gekauft, aber dafür hatte ihr Tante Lore einen mit dem Hinweis „Ich kenne keine Mutter, die keinen hat" geschenkt. Und in der Tat eignete sich das Gefährt ganz gut zum Transportieren von Einkäufen und fallweise auch als mobiler Schlafwagen und Abhalteplatz für Wölfchen. Und wer weiß, vielleicht hätte Wölfchen mit zunehmendem Gewicht ja auch so seinen Spaß in der ratternden Kutsche? Annas Kinderwagen war jedenfalls dazu geeignet, im Sitzalter des Babys zu einem Buggy umgebaut zu werden. Auf den Transport der Auto-Babyschale mittels Kinderwagen-Adapter verzichtete Anna generell, denn sie wusste, dass das Baby in der Schale keine optimale Liegeposition hatte. Da war es praktischer, die Kleine vorsichtig aus der Schale zu nehmen und rasch ins Tragetuch zu stopfen, wo sie, wenn sie schlief, direkt weiterschlief.

Und, welche geplanten Nicht-Anschaffungen hast du dennoch getätigt? :-)

Das Muttermilch-Butter-Milch-Experiment

Beim Zappen durchs Internet hatte Anna ein Video entdeckt, das einen Mann beim Schütteln einer zur Hälfte mit Milch gefüllten Flasche zeigte. Er schüttelte und schüttelte, und auf einmal kam ein Kloß Butter dabei heraus.

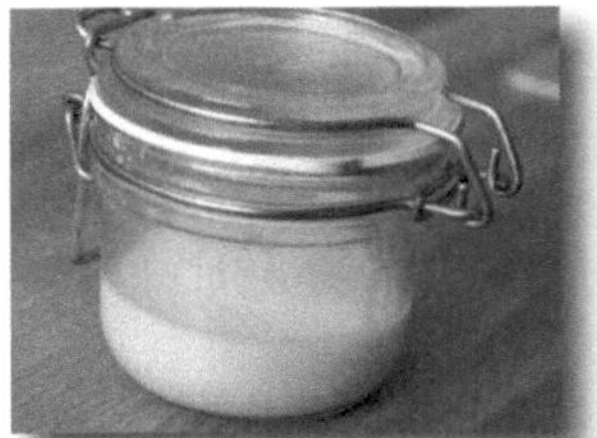

Großartig! Das wollte Anna mit ihrer Milch auch ausprobieren.

Nach Wölfchens nächster Stillmahlzeit drückte sie ein bisschen Milch in ein sauberes Einmachglas. Dann setzte sie den Deckel darauf und fing an, die Milch zu schütteln.

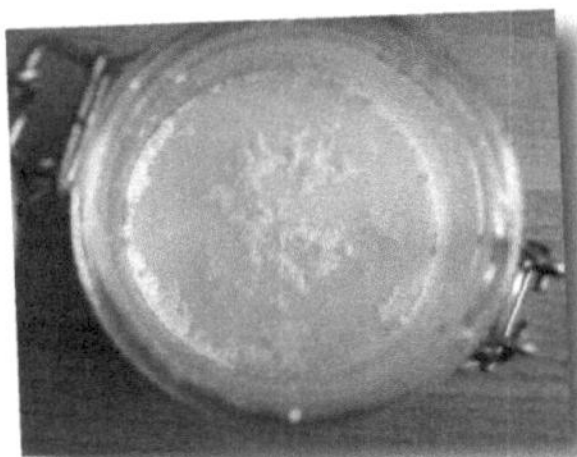

Sie schüttelte und schüttelte (viel länger als im Internet-Video), und schüttelte sich dabei fast die Hand ab. Nach etwa einer halben Stunde Schütteln erkannte sie einige Flöckchen in der Milch. Betrug! Niemals war es möglich, so rasch Butter „herzustellen". Etwas frustriert stellte sie ihre angeschüttelte Milch in den Kühlschrank.

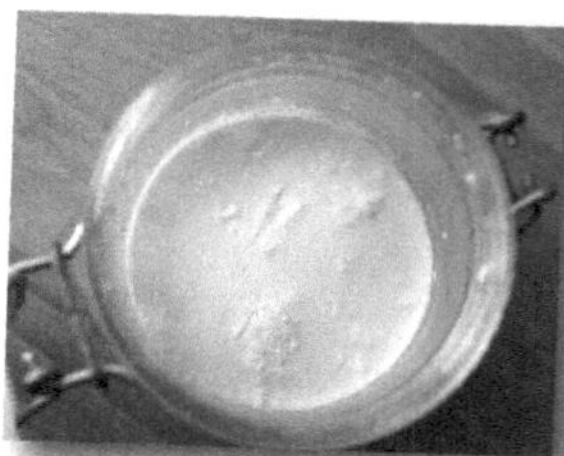

Am nächsten Tag hatte sich oben auf der Milch schon eine dicke Schicht Rahm abgesetzt, und aus den Flöckchen waren dicke Flocken geworden.

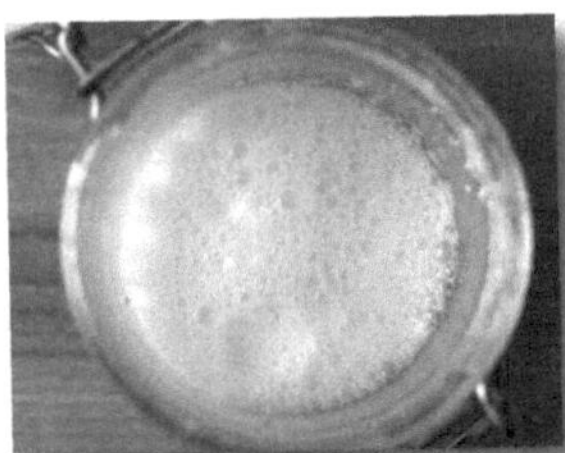

Anna fing wieder an, ihr Milchglas zu schütteln. Sie schüttelte und schüttelte, und es bildete sich wunderschöner Schaum. Mehr aber auch nicht.

Da erinnerte sich Anna an das gesehene Video und spulte nochmals zum Anfang zurück.

Sahne! Sie hatten Sahne genommen. Anna überlegte, ob sie nun einige Tage lang den Rahm ihrer Milch abschöpfen und ihn danach zu Butter schütteln sollte. Sie entschied sich dagegen, denn Butter konnte ihre Kleine ja noch gar nicht essen.

Doch irgendwie ließ sie der Gedanke nicht los, eigene Butter aus ihrer Muttermilch herzustellen. Oder vielleicht Eis, oder Käse, oder was auch immer. Die Möglichkeiten waren schier unbegrenzt, und mit einigen angestellten Müttern könnte sie ein wahres Muttermilch-Imperium erschaffen! Eines, das Mütter über den Status der dummen Kuh erhob und sie für alle Zeit unabhängig von den Regalen der großen Supermarktketten machte. Die neue Mutter-Butter-Milch-Linie, die Anna im Geiste ersann, war aus menschlichem Material und daher bestens geeignet für alle Menschen. Endlich Eiweißbausteine, die der menschlichen Ernährung und dem menschlichen Erbgut zu 100 Prozent entsprachen und keine negativen Reaktionen hervorriefen! Dazu war das Ganze dann auch noch gespickt mit den wertvollsten Antikörpern und dem Besten aus über 100.000 Jahren Forschung und Entwicklung. Das rief ja geradezu nach einer Muttermilch-Agentur, die Anna nicht nur berühmt, sondern auch unendlich reich machen und das weiße Gold in tiefes Goldgelbgold verwandeln würde.

Anna ließ sich einen Espresso herunter und spritzte aufgrund eines akuten Kuhmilch-Mangels eine Drei-Sekunden-Portion ihrer eigenen Frischmilch hinein. „Lecker“, stellte sie wieder einmal fest, „nur fast einen Tick zu süß.“

Sie erinnerte sich daran, dass im Paradies Milch und Honig flossen. Genau! Das war bestimmt nichts Geringeres als köstliche Muttermilch! Welch paradiesischer Zustand für Annas Baby, diese nach Lust und Laune trinken zu können. Und wenn schon die Idee mit dem Muttermilch-Imperium zur Herstellung kommerzieller Nahrungsmittel nicht fruchtete, so lief wenigstens Annas private Milchproduktion auf Hochtouren. Im 24-Stunden-Dauerbetrieb.

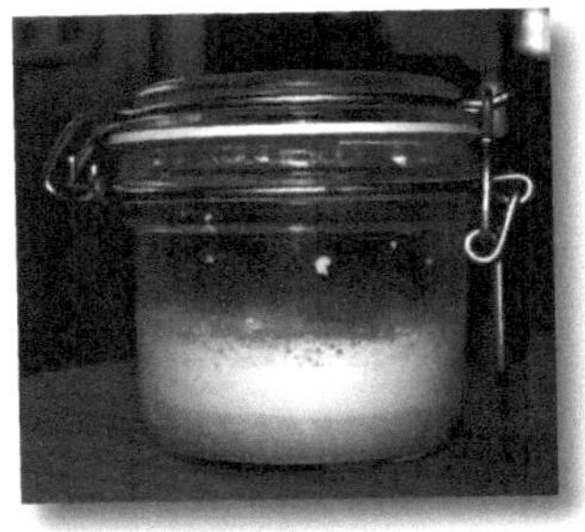

Tage später kam Anna drauf, dass sie ihr Schüttelexperiment-Glas im Kühlschrank vergessen hatte. Sie öffnete spätabends die Tür und staunte nicht schlecht, als sie sah, wie dick die Fettschicht inzwischen war, die sich inmitten der Buttermilchbläschen oben abgesetzt hatte. Darunter befand sich ein wässriges Etwas.

Als sie mit der Kamera draufblitzte, war der Kontrast der Schichten umso deutlicher zu erkennen.

„Clever!“, dachte Anna, „die perfekte Mehr-in-Eins-Milch zum Durststillen und ordentlich Sattwerden.“

Kein Wunder, dass Anna fast schon Probleme damit hatte, selbst ausreichend gutes Futter zu sich zu nehmen, um nicht von der Stillflut weggespült zu werden. Und da entdeckte sie dann doch wieder Parallelen der Stillenden zur ordinären Milchkuh, die auch den halben Tag lang mit dem Fressen beschäftigt war. Mit dem Unterschied, dass Anna verzehrte Nahrung nicht wiederkäute, lediglich einen Magen und nur zwei Zitzen besaß.

Anna machte den Kühlschrank wieder zu und fragte sich, ob das Kälbchen auch so lange säugen durfte, bis wohlig kribbelig von ganz weit hinten die fettreiche Nachmilch mobilisiert wurde und Mamakuhs Gemütsmodus auf Stand-by lief.

Sie betrachtete ihre Brüste. Was es nicht alles aus simpler Milch zu machen gab! Haare, Haut, Nägel, Gehirnmasse und vieles mehr.

Ihr fiel auf, wie langsam sie seit Wölfchens Geburt geworden war. Bis aufs Schwimmen ging alles einen Tick gemäßigter als sonst, und sie fragte sich, ob sich wohl schon mütterliche Gehirnmasse in der von ihr produzierten Muttermilch befand und ihr Intellekt auf diese Weise klammheimlich abfloss? Egal.

Anna kuschelte sich zu ihrem Baby aufs Sofa und schlief, in Gedanken versunken, sofort ein – bis zum nächsten Stillen ...

Praktisches für die stillende Mama

Durch die unzähligen Anlege-Manöver und die etwas harte Anfangsphase war Anna längst zu einem Stillprofi geworden. Doch während es für andere Sportarten diverse Extras wie Spezialnahrung und Funktionskleidung gab und sich die Industrie die Finger danach leckte, an ihre Zielgruppen heran zu kommen, waren Hochleistungsstillerinnen weitgehend unbeachtet geblieben.

Freilich fand man in einigen Läden einschlägige Angebote des berühmten „FAK"-Tees (Fenchel-Anis-Kümmel-Teemischung), Stillkissen oder Stillsessel, und auch ein paar Modelabel hatten sich der speziellen Bedürfnisse jener Frauen angenommen, die in regelmäßigen Abständen ihre Brüste herausfischen mussten.

Aber im Großen und Ganzen war das Stillen eine relativ unterbelichtete Angelegenheit geblieben, was durch die Tatsache untermauert wurde, dass sich die Regale vor kostspieliger Babynahrung und Fütterungszubehör zwar bogen, das Bild von prallen, mit bester Milch gefüllten Brüsten aber höchstens in erotischem Kontext gesehen wurde.

Wie sonst wäre es zu erklären gewesen, dass stillfreundliche Unterwäsche für größenvariable Melkorgane meist den Sexappeal eines verrosteten Kleinwagens besaß und sich die Hersteller diesen offenbar nur selten gefragten Anti-Charme auch noch teuer bezahlen ließen.

Kurz und gut: Anna war, wie sie es zu sagen pflegte, geizig und faul und hatte eigentlich keine Lust, 30 Euro für einen unbequemen Still-BH oder 70 Euro für ein bescheiden schönes Shirt mit „Eingriff" auszugeben. Sie erfand daher ihre eigenen Lösungen.

Zunächst wandte sie sich den nächtlichen Anforderungen zu. Als die Startstillwochen mit dauertropfenden Möpsen vorbei waren und sie nachts – im Liegen stillend – auch für die gerade nicht gebrauchte Brust kein Kompressionswerkzeug mehr brauchte, hatten die anfänglich verwendeten Stillunterhemden mit Klappe ihre Aufgabe getan und konnten gegen bequemere Alternativen ausgetauscht werden. Denn ganz gleich, wie Gummiträger, Schließen und Co verarbeitet waren, spürte man sie nachts ja doch. Vor allem, wenn man gewohnt war, nur mit einem leichten T-Shirt bekleidet zu schlafen.

Anna besah sich daher ihre bereits in der Schwangerschaft gekauften bequem langen Herrenunterhemden und schnitt sie sich zurecht. Zuerst mit zwei vertikalen Schnitten auf Brusthöhe, und dann – weil bequemer und in nächtlicher Zerstreutheit leichter bedienbar – mit einem ordentlichen Guckloch für ihre Brüste, das unnötig kompliziertes Herausfummeln derselben überflüssig machte.

Da Anna stets ein lang- oder kurzärmliges Shirt über der Gucklochschicht anzog, war diese Lösung der Weichteilkonfektion der ideale unsichtbare und bauchwärmende Mix für jede Nacht. Noch dazu brauchte nichts Neues angeschafft zu werden. Im Gegenteil: Nicht mehr allzu schöne Wäschestücke fanden so eine neue Verwendung und waren auf Annas Beliebtheitsskala wieder die „Nummer 1" im Kleiderkasten.

Auch Annas Bauchbänder aus der Schwangerschaft fanden eine Wiederverwertung. Nämlich als nächtliche Nierenwärmer, falls einmal keine adaptierten Unterhemden im Einsatz waren. Parallel dazu trug sie die dehnbaren Bauchbänder auch gerne als Minirock über Leggings.

Für den Tag durchforstete Anna ihre elastischen Unterhemden nochmals gründlich und fand einige, die sie in letzter Zeit eigentlich gar nicht mehr getragen hatte und nun sehr gut brauchen konnte. Es waren jene, die mit Elasthan versehen waren und dehnbare Ränder hatten, sodass man ihre Oberkante beim Stillen bequem unter die Brust ziehen und das gefaltete Shirt dort „parken" konnte.

Auf diese Weise schuf sich Anna ihre eigene Eingriffsmöglichkeit und bewahrte sich eine bedeckte Bauchgegend. Auch ging das Unterhemdenrunter- und -raufziehen noch schneller als das Auf- und Zuklipsen der Spezial-Stillhemden. Dieser doch recht nervige Mehraufwand hatte nämlich irgendwann dazu geführt, dass Anna die Spezialhemden unzugeklipst trug, was natürlich die Wirkung der Kleidung aufhob und lediglich die hässlichen Plastikklips unter der Kleidung durchdrücken ließ.

Was die Oberbekleidung anging, so hatten sich elastische Shirts mit V-Ausschnitt als besonders geeignet herausgestellt. Anna besaß bereits etliche davon und konnte diese, in Kombination mit elastischen Unterhemden, ideal als zweiteilige Stillkombi tragen. Mit den V-Shirts machte sie übrigens dasselbe, was sie auch mit den elastischen Unterhemden machte: Sie parkte die Oberkante unterhalb der Brust und ließ die Brust quasi darüber hinaushängen.

In der kühleren Jahreszeit trug Anna gerne Rollkragenpullover. Die konnte man natürlich nirgendwo mehr „parken", sie ließen sich aber leicht hochziehen. In Kombination mit den parkbaren Unterhemden waren auch Rollis daher eine bequeme Alternative zu teuren Spezialanfertigungen.

Für den allgemeinen Stillkomfort hatte Anna stets diverse Decken und Kissen griffbereit, die sie sich im Liegen oder Sitzen hinter den Rücken oder auf den Schoß packen konnte. Einerseits als Aufbockmöglichkeit, und andererseits als Wärmequelle für sie und ihr Wölfchen. Denn beim Stillen schliefen beide gerne ein, und ohne Decke wurde so ein Schlaf nie wirklich kuschelig. Die Kissen mussten übrigens eine lautlose Füllung besitzen, denn Rascheln am Ohr, das ging mit Annas Ammengehör gar nicht mehr.

Welche zusätzlichen Ideen hast du, um das Leben einer Hochleistungsstillerin bequemer zu machen?

Praktisches fürs Baby

Offenbar waren nicht nur die Hochleistungsstillerinnen von der Kleidungsindustrie weitgehend unberücksichtigt geblieben, sondern auch ihre Babys. Zumindest für den Fall, dass sie an frischer Luft pieseln und kackern wollten.

Ganzkörperstrampler mit unendlich vielen oder gar keinen Druckknöpfen waren nur eine Ausprägung der Windelindustrie, die mit 12-Stunden-Dichtheit warb und so den Müttern weismachte, dass es gut war, wenn das Winde(l)spiel hinter verschlossenen Türen stattfand. Doch Annas Wölfchen wollte raus. Raus ans Licht, und mit ihm sämtliche flüssige wie festere Ausscheidungen. Daher adaptierte Anna einige gängige Kleidungsmodelle mit wenigen Handgriffen und war überrascht, wie unkonventionell praktisch ihre Kreationen anschließend daherkamen.

Body: Den ließ sie unten einfach offen, denn das Teil für jeden Piesler bzw. Pieselversuch auf- und wieder zuzumachen hätte aus ihr eine Drucknöpfelweltmeisterin gemacht. Davon abgesehen waren Wölfchens Backups für die passende Body-Größe auch etwas zu voluminös. Die Windelindustrie spekulierte wohl auf reine Plastikwindelbenützerinnen.

Hose: Solche mit breiten, elastischen Bündchen stellten sich als brauchbar heraus, aber nur, wenn sie unten auch einen guten Abschluss hatten und nicht nach oben „krabbelten". In weite Hosenbeine zog es hinein, daher sortierte Anna diese Varianten aus. Leider waren die meisten Hosen jedoch zu kurz geschnitten, weil – wie bereits bemerkt – Wölfchens Backup aus Wollfilzhose und Baumwolltuch weit nach oben ging und Platz brauchte. Als Alternative boten sich

Strumpfhosen an, allerdings auch nur solche, die einen sehr elastischen Bund hatten und viel Platz für Po und Co boten. Zumindest unterwegs waren die recht praktisch, weil wenig auftragend und bequem, doch zu Hause war das Strumpfhose-Rauf- und Runterziehen eine Heidenarbeit für Wölfchens freien Klogeist. Daher kam Anna auf die Idee, aus einigen Strumpfhosen

Stulpen zu machen. Und zwar einfach, indem sie das Höschenteil der Strumpfhose abschnitt (und je nachdem auch die Füßlinge). So konnte sie prompt an Wölfchens wärmende Überhose ran und brauchte nicht extra den Popo aus- und wieder einzupacken. Und wenn die Stulpen nicht rutschen sollten, dann schnitt sie aus der Strumpfhose vorne und hinten ein rechteckiges Teil aus und bastelte auf diese Weise leicht zugängliche „Baby-Strapse".

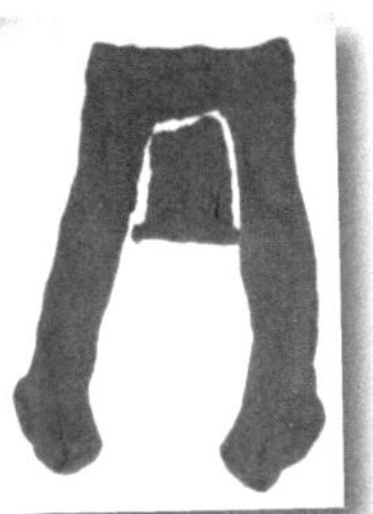

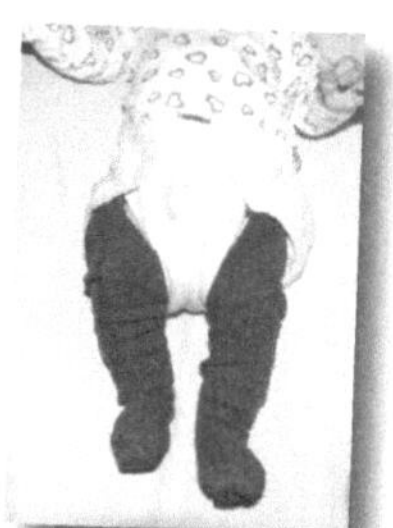

Socken mit zuverlässigem Gummibund hielten (unter den Stulpen oder an freundlicheren Tagen auch „pur") zudem die Füßchen des Babys warm. Als Ergänzung hatte Anna ihrem Wölfchen feine Lammfellfüßlinge gekauft.

Babyjacken bevorzugte Anna in der Reißverschluss-Variante, denn wozu Knöpfe, wenn es auch einfacher ging, und man mit einem Ratsch alles auf oder zu bekam.

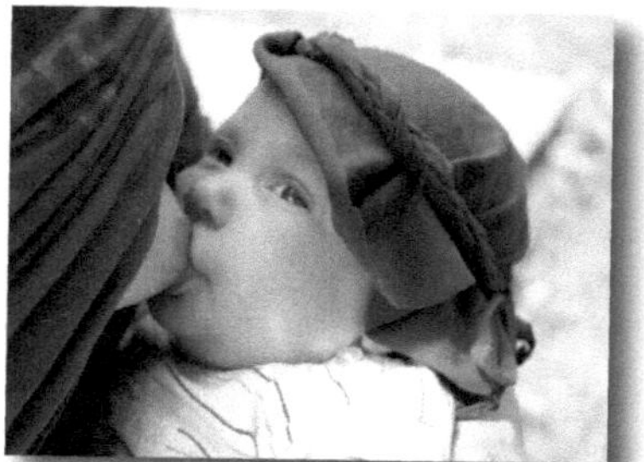

Mützen (am besten mit einer Fixierungsmöglichkeit unter dem Babykinn und gutem Schutz für die Ohren) brauchte es, wenn draußen Wind und Wetter herrschten. Aber auch in der freundlicheren Jahreszeit wollte der beinahe haarlose Babykopf behütet sein. Als Anna einmal auf einer Reise keine Babymütze dabei hatte, erfand sie ruck-zuck ihre eigenen Varianten und bastelte mit einer Schere aus einem alten Shirt unter anderem das Modell „Paradiso". Mit dem ließ es sich herrlich paradiesisch säugen!

Fürs Babytragen draußen kaufte sich Anna am Flohmarkt für fünf Euro eine weite Jacke in Größe 54. Da konnte sie auch ihr Wölfchen darunter packen, wenn es für luftige Kleidung zu kühl war. Und nicht zuletzt brauchte sie

Mullwindeln an allen Ecken und Enden. Man konnte schlichtweg nie genug davon haben! Sie waren sowohl als Einlage für die Backups geeignet, als auch als Spucktuch, als Kopfstütze im Tragetuch, als Putztuch, Geschirrtuch, für den eigenen Gebrauch, zum Was-auch-immer-Machen überall und sowieso und dauernd und immer.

Anna konnte sich beim besten Willen nicht vorstellen, irgendwann wieder ohne diese famosen Helferlein auszukommen.

Wie hatte sie es bislang bloß geschafft, auf diese wohl genialste Erfindung der Menschheit zu verzichten?

Auf welche babypraktischen Dinge würdest du nicht mehr verzichten wollen?

Praktisches vom Baby

Wenden wir uns nun nochmals jenen Errungenschaften zu, die nichts mit Konsum oder Technik zu tun haben, sondern vom Baby für das Baby und die restliche Welt über Tausende von Jahren entwickelt wurden.

Welch geniales Geschöpf so ein kleines Wölfchen doch war – sofern man die Babysprache richtig interpretieren konnte. Die urtümliche Babyausstattung Marke Mutterleib bestand zum Beispiel aus folgenden Komponenten:

Eingebauter Schrei-Alarm ohne Fehlfunktion: War es Wölfchen zu heiß oder zu kalt, hatte es Hunger oder Durst, war es müde oder ging es um andere dringende Bedürfnisse, kam der eingebaute Schrei-Alarm zum Einsatz. Praktikabel, ohne Stromanschluss oder Batteriefach und ganz sicher fehlerfrei. Auch wenn Anna manchmal dachte, dass Wölfchen sinnlos meckerte, so handelte es sich bei genauerer Überlegung doch stets um einen „echten" Alarm. Das Deaktivieren des Alarms ging manchmal leichter und manchmal nicht ganz so einfach von der Hand, und jeden Tag lernten Anna und Peter etwas Neues über diese seit Urzeiten zum Überleben wichtige menschliche Grundfunktion. Denn das Baby konnte ja, anders als ein neugeborenes Pferd oder eine Kuh, nicht gleich nach der Geburt aufstehen und davonlaufen, sondern es war auf die Zuwendung eines erwachsenen Zweibeiners angewiesen. Anna und Peter lernten mit der Zeit, den Schrei-Alarm in all seinen verschiedenen Dringlichkeitsstufen zu interpretieren.

Lächel-Attacke: Wölfchen hätte wohl den ersten Grinsepreis der Nation gewonnen mit seinen zuckersüßen Grins-Attacken, die jedes Herz prompt weich werden ließen! Doch hierbei ging es in erster Linie nicht darum, etwas Lustiges lustig zu finden. Das Baby sicherte sich vielmehr ausreichend Aufmerksamkeit und Hingebung seiner Umwelt, denn wer konnte einem allerniedlichst dreinschauenden Baby schon widerstehen? Das Lachenkönnen war daher eine weitere basale Grundfunktion der menschlichen Entwicklungsgeschichte.

Papa-Gesicht: „Ganz der Vater!" waren sich alle einig, als sie das neugeborene Wölfchen betrachten durften oder Fotos von ihm sahen. Und die frappierende Papa-Ähnlichkeit hatte ihren Grund: Väter sollten sich auf diese Weise prompt in ihren spiegelbildlichen Nachwuchs verlieben und als ihr Fleisch und Blut betrachten. Wochen nach der Geburt verschwand die allzu dolle Ähnlichkeit wieder, doch der anfängliche Effekt hatte seine Wirkung auf Peter längst erzielt und ein untrennbares Band zwischen seiner Tochter und ihm geknüpft.

„Taub" auf den Ohren: Wölfchen erschreckte zu Beginn erst mal gar nicht, wenn diverse Geräusche auf es einströmten. Vieles davon kannte die Kleine schon aus dem Mutterleib, und der „echte" Gehörsinn in trockener Umgebung schärfte sich erst nach und nach. Eine gute Sache, denn so war das Baby nicht gleich super gestresst, wenn es rundherum laut war und der Alltag nun ungefiltert und nicht mehr durch Fruchtwasser abgedämpft zu den Öhrchen vordrang. Nach einigen Wochen stellte Anna fest, dass das Hören ihres Kindes immer präziser wurde: Es reagierte auf Stimmen, Geräusche und Musik – und konnte nun auch übel erschreckt werden.

Die Mama im Fokus: Eine Kamera, die sich nur von der Brust bis zum Gesicht halbwegs scharf stellen kann? Sinnlos. Aber Annas Baby brauchte erstmal nichts anderes, als seine Mama im Fokus zu haben. Von Mama kamen Milch und Wärme, und alles andere war nebensächlich. Wölfchens Äuglein wurden, genau wie der Gehörsinn, erst nach und nach präziser in der Wiedergabe seiner Umwelt, und auch das machte einen Sinn. So war das Baby nicht gleich abgelenkt und gestresst von all dem, was es da draußen in den buntesten Farben zu entdecken gab. Immerhin war Babys Welt vor kurzem noch in sanfte Rottöne getaucht. Der Übergang zum Vielfarbmodus mit ständig wechselnden Ansichten musste daher erst einmal bewerkstelligt werden. Zu viel Klimbim konnte Wölfchen gehörig nerven und unleidig machen, wie Anna spätestens beim Besuch im Einkaufszentrum feststellte. Sie achtete daher auch beim Babytragen darauf, dass das Kind Bauch an Bauch zu ihr gerichtet war und nicht in die freie Welt hinaushing. Das Nach-vorne-Tragen des Kindes wäre nämlich nicht nur für die kindliche Wahrnehmung zu viel an ungefilterter Information, sondern auch für die in Ausbildung befindlichen Hüften von Nachteil gewesen.

Kitzelfreie Zone: Unter den Achseln, auf den Fußsohlen, am Bauch, hinterm Ohr – es gab keine Stelle, die Anna und Peter nicht ausprobierten, um Wölfchen zu kitzeln. Doch funktionierte diese Form der Belustigung zunehmend erst nach etwa drei Monaten. Warum? Ab dieser Zeit konnte Wölfchen seine Händchen teils halbwegs koordiniert für selbstgesteuerte Aktionen einsetzen. Es wäre ja auch zu unfair, übermäßig sensibel auf Reize zu reagieren und sich nicht selbst dagegen zur Wehr setzen zu können. Das Sich-kratzen-Können war daher ein weiteres Beispiel eines entwicklungsspezifischen Meilensteins und Zeichen für den Weg vom Baby zum Kind. Bis Wölfchen eine lästige Fliege verscheuchen konnte, dauerte es jedoch noch ein Weilchen. Anna legte daher vor allem zu Schlafenszeiten besonderen Wert auf fliegen- und mückenfreie Zonen und installierte einen entsprechenden Schutz an den Fenstern.

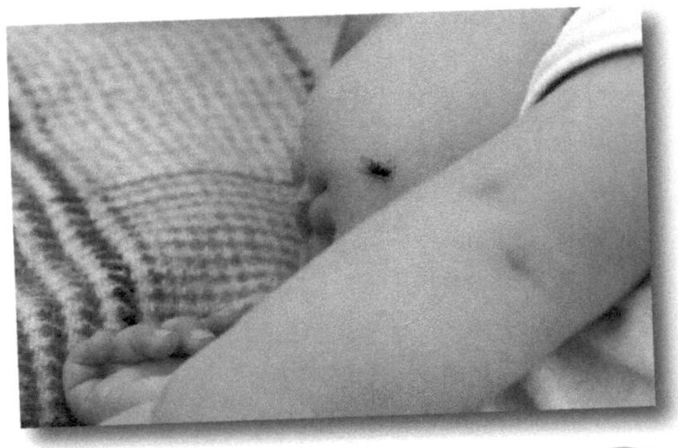

Anhock-Spreiz-Reflex: Wenn Anna oder Peter Wölfchen hochhoben, bewegten sich seine Beinchen und Ärmchen reflexartig nach oben. Somit war das Baby sofort zum Tragen bereit und musste nicht erst umständlich „in Position“ gebracht werden. Ein wichtiger Aspekt, wenn man die Geschichte der Menschheit betrachtet, in der Kinderwagen und Babyschale nicht vorkamen, sondern Säuglinge meist eng am Körper transportiert wurden und immer noch werden.

Übung macht die Meisterin: Wenn Wölfchen wach war, gab es fast keine Zeit der körperlichen Ruhe. Permanent mobilisierte es seine Ärmchen, Beinchen, den Rumpf und den Kopf, um Muskeln anzusteuern und aufzubauen. Vor allem der schwere Kopf machte dem Baby zu schaffen, und es dauerte rund acht Wochen, bis es in der Lage war, ihn in Bauchlage selbstständig anzuheben.

Einige weitere Wochen vergingen, bis das Baby lernte, sich vom Rücken auf den Bauch zu drehen und die Arme nach vorne zu bringen. Der erste Schritt zum Krabbeln war getan! Durch die komplexen Bewegungsabläufe knüpften sich, quasi als „Abfallprodukt“, unzählige Verbindungen in Wölfchens Hirn, und die Baby-Welt bekam tagtäglich (und des Nachts, denn da wuchs Wölfchens Hirn besonders schnell) neue Perspektiven. Kein Wunder, dass das Baby nach einiger Zeit des Alleinespielens raunzig und mit den Nerven am Ende war. Es wollte dann dringend zurück zur Mama, und zwar am besten an die Brust. So viele neue Eindrücke mussten erst einmal verarbeitet werden! Und das klappte am besten bei einem ordentlichen Schluck Muttermilch. Oder auch zwei oder drei ...

Reden ist Gold: Geschwiegen hatte Wölfchen im Mutterleib schließlich genug, daher folgte es nach einigen Wochen dem Motto „Reden ist Gold“. Vom allerersten „Errrööö!“ bis zu einem von Anna vermeintlich vernommenen „Hu-gaaaa“ (Hunger): Das Sprechenlernen dauerte seine Zeit, und Wölfchen übte die Konversation zumeist mit umherliegenden Spielsachen. Aber auch im Spiel aus Licht und Schatten oder mit diversen Mustern, die es auf Stoffen, an der Wand und anderswo zu erspähen gab, ließ sich so einiges besprechen.

Niesen und Husten: Anna fand eigentümliche Nasen-Absauger im Drogeriemarkt. Den besten jedoch hatte das Baby selbst im Angebot: nämlich in Form von kräftigem (und meist wiederholt auftretendem) Niesen und Husten. So konnte es sich auch ohne die Zuhilfenahme eines Taschentuchs oder des berühmten Schlucks Wasser von lästigem Sekret befreien und prompt einen Wohlfühlzustand erreichen. Ernsthafter Schnupfen wurde für den robusten Säugling jedoch zu einer echten Herausforderung. Hier hatte zum Glück seine Mama die passende Lösung parat, nämlich in Form von direkt in die Nase eingespritzter Muttermilch, die anschließend automatisch herausgeniest wurde. Wenn auch das nichts half, so spielte Anna mit ihrem Mund den persönlichen Nasenabsauger und holte hinderliches Zeug durch Ansaugen vorsichtig heraus.

Babyspeck-Depot: Niedlich waren sie ja schon, die Fettpölsterchen der Kleinen! Aber viel mehr als das waren sie vor allem für später angelegt worden, nämlich für die Zeit der kräftigen Vorwärts-Bewegungen. Wenn es dann ans echte Krabbeln und Laufen ging, musste genug Energie für den Antrieb vorhanden sein. Deshalb sammelte Wölfchen schon Monate vor den zu erwartenden Großereignissen Brennstoff. Der knuffige Ganzkörper-Airbag hatte aber noch eine zusätzliche Funktion: Er schützte das Baby bei Stürzen und Hoppalas vor allzu üblen Schmerzen und blauen Flecken und wirkte so wie ein körpereigenes Schutzpolster. Unter anderem auch an den exponierten Ellenbogen und Kniescheiben, wo sich durch den Babyspeck niedliche Grübchen ausbildeten.

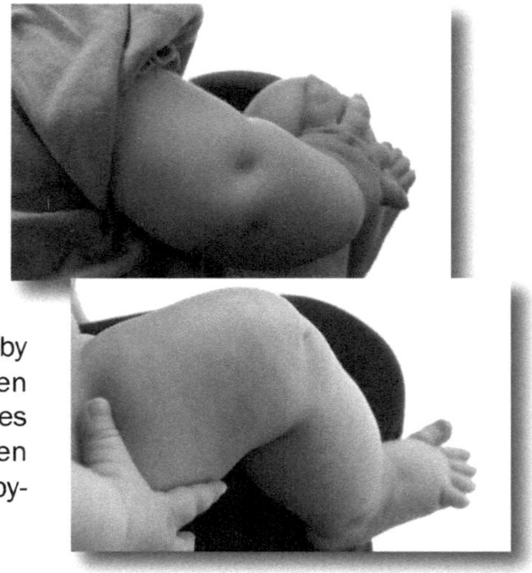

Welche erstaunlichen Fähigkeiten kannst du an deinem Baby beobachten?

Wochenbett-Gedanken von A bis Z

Abnehmen: Der Volksmund sagt, eine Schwangerschaft komme neun Monate und gehe neun Monate. Da mag etwas Wahres dran sein! Und selbst wenn es bei Anna den Eindruck erweckt, als sei sie innerhalb weniger Wochen wieder ganz „die Alte" geworden, so stimmt dies natürlich nicht. Auch wenn das Ausgangsgewicht von vor der Schwangerschaft erreicht wurde, so heißt dies noch lange nicht, dass auch der Ausgangszustand von vor der Schwangerschaft wiederhergestellt ist. Der *Beckenboden* hat, unabhängig vom Geburtsmodus, tagtäglich den gesamten Leibesinhalt mitgetragen und sich vom Anbeginn der Schwangerschaft auch auf die Geburt eingestellt. Bis die Bänder und Körperfasern wieder fester werden, wird es einige Monate dauern, und in dieser Zeit ist es auch nicht sinnvoll, Bewegungen zu forcieren, die vor allem diesen Teil des Körpers durch die von ihnen verursachten Erschütterungen übermäßig beanspruchen (z.B. Springen, Hüpfen, Rennen). Beobachte die Veränderungen deines Körpers aufmerksam und stelle dich – unabhängig von den Erwartungen deiner Umgebung – gefühlvoll auf die neue Situation ein. Dies bedeutet auch, keine unerfüllbaren Erwartungen an sich selbst zu knüpfen. Vor allem nicht in der Zeit des (vollen) Stillens.

Abstillen: Denkst du ans Abstillen, weil du Probleme mit dem Stillen hast? Sei geduldig und bleib nach Möglichkeit bei der Brusternährung, dann wirst du wohl schon bald für deine Mühen belohnt werden und profitierst von den zahlreichen stillen Vorzügen. Wenn du dein Kind nach Bedarf an die Brust anlegst, so wird in aller Regel auch ausreichend viel Milch von deinem Körper produziert werden. Verzichte in den ersten Monaten gänzlich aufs Zufüttern! Das physiologische Abstillen ergibt sich dann nach und nach von selbst, wenn nämlich dein Kind langsam beginnt, an fester Nahrung Interesse zu entwickeln und dieses auch deutlich zum Ausdruck bringt. Nicht jede Mahlzeit wird dann eine Stillmahlzeit sein, und die Milchmenge geht bei dir automatisch langsam aber sicher zurück. Dieser Prozess des sanften Abstillens kann Jahre dauern, je nachdem, wie groß deine bzw. eure Still-Leidenschaft ist. Mach dir bewusst, dass Muttermilch zu jedem Zeitpunkt eine bedarfsgerechte Nahrung für dein Baby bzw. Kleinkind ist, die Industrie diesen Umstand aus mangelnden Verdienstmöglichkeiten aber gerne unter den Tisch fallen lässt. Werbung fürs Stillen wird dir daher allenfalls aus Richtung der Hebammen oder Stillorganisationen begegnen, nicht jedoch im klassischen Supermarktregal.

Abwehrkräfte: Die Abwehrkräfte deines Babys begeben sich erst nach etwa drei Monaten in Position. Bis dahin erhält der Säugling aus der Muttermilch wertvolle Antikörper. Nicht zuletzt deshalb ist das Stillen von Neugeborenen so wichtig.

Amme: Du fühlst dich wie eine Amme, eine säugende Kuh und (fast) nur noch auf deine Brüste reduziert? Willkommen in der Realität der voll stillenden Mutter! Sei stolz auf die Leistung deiner „Euter" und bewundere dein Baby, das nur durch deine Milch wächst und gedeiht. Jedes Haar auf seinem Kopf (falls es schon welche hat), jede Zelle seiner Haut und alle Teile seines Körpers sind bislang durch dein Zutun und ohne Hilfsmittel von außen entstanden – das ist faszinierend! Vielleicht magst du (vor allem, wenn es dein erstes Kind ist) eine *Stillgruppe* besuchen, um mit anderen Müttern gemeinsam die Brüste „raushängen" zu lassen und dich über diverse stille Leidenschaften und manchmal wohl auch Leiden auszutauschen.

Ammengehör: Ja, es macht Sinn, dass Mütter ein hochsensibles Gehör entwickeln und somit rasch auf Bedürfnisse ihrer Babys reagieren können. Denn in den Urzeiten unserer Gesellschaft gab es weder Strom noch *Babyphone*, und der Säbelzahntiger lauerte gewissermaßen unangemeldet hinter der nächsten Ecke. Aber auch heute, ohne Tiger, ist es wichtig, dass du in Babydingen aufhorchst und nachts beispielsweise geweckt wirst, wenn das Baby Hunger hat oder eine wie auch immer geartete Unterstützung von dir benötigt. Zum Beispiel, weil es sich eine Decke über den Kopf gezogen hat, die ihm nun die Luft wegnimmt. Du wirst darüber erstaunt sein, welche Geräusche du als Mutter auf einmal als „alarmierend" wahrnimmst und welche du getrost beiseiteschiebst. Dies alles dient dem Schutz deines Kindes und zählt gemeinsam mit anderen Fähigkeiten zu deinen intuitiven Leistungen, die unbezahlbar und unbeirrbar sind. Lasse dich daher nicht systematisch von unnötigen Pseudo-Hilfen stören und vertraue deinen Lauschern. Manchmal allerdings wird das super ausgeprägte Ammengehör zur Qual, nämlich dann, wenn etwa gar kein Baby zu betreuen ist (weil du gerade babyfrei hast), oder weil dich, auch Jahre nach der Geburt, dein Partner durch Geräusche weckt, die dein Körper als babywichtig interpretiert. Du wirst für dich herausfinden, wie du damit umgehst, und eventuell auch fallweise Gehörschutz tragen, damit du endlich wieder Ruhe findest.

Anstellbett: Vielleicht möchtest du das Anstellbett für dein Baby gleich auf ganzer Länge deines Bettes planen (zum Beispiel in Form einer flachen Gartenliege mit Matratze oder eines weiteren Einzelbettes), dann erübrigt sich das spätere Problem, dass der Babybalkon für das/die Mama liebende(n) Klein- und Größerkind(er) irgendwann zu kurz wird. Achte jedenfalls auf Herausfallschutz an allen Bettseiten und bastle dir falls nötig eigene Varianten.

Aufstoßen / Bäuerchen: Ob du dein Baby nach jeder (Still-)Mahlzeit aufstoßen und sein „Bäuerchen" machen lässt, liegt an dir. Manchmal ist es bestimmt gemütlicher, einfach liegen zu bleiben, und das Bäuerchen wäre ein unnötig unbequemer Aufwand. Ab und zu wirst du jedoch spüren, dass das Baby Luft geschluckt hat und diese gerne wieder loswerden möchte. Dann kannst du ihm dabei helfen, indem du es hochnimmst, an dich heranziehst bzw. leicht über deine Schulter legst und dann vorsichtig auf Babys Po bzw. Rücken klopfst. Sei mit einem

Spucktuch über der Schulter ausgerüstet, denn die feuchtwarme Baby-Quittung könnte nicht lange auf sich warten lassen. In der Regel ist die Aktion mit dem Bäuerchen rasch vorbei, es bringt also nichts, übermäßig lange zu tätscheln. Verlasse dich auf dein Gespür, was die Ausführlichkeit des Aufstoßens angeht. Manchmal kommt auch überhaupt kein Aufstoßen zustande, und manchmal stößt das Baby auf, wenn du es ins Tragetuch setzt. Denn auch hierbei wird es „komprimiert“, und eventuell vorhandene Luftansammlungen wandern nach oben – oder in Pupsform nach unten. Es gibt also kein Pflicht-Aufstoßen.

Babyblues: siehe *Wochenbettdepression*

Babyphone / Babyfon: Brauchst du wirklich eines, das mit Strom funktioniert? Oder willst du lieber deinen Instinkt schärfen und deine Sinne auf Babymodus einstellen? Ein Babyphone lässt zwar Babys Gekrächze zu dir vordringen, wenn es korrekt eingestellt ist, aber es lässt dich im Unklaren darüber, ob es dem Baby auch wirklich gut geht. Allein schon deshalb bietet das Babyfon keinen vollwertigen Ersatz für die persönliche Kontrolle. Was die Funkwellen nahe am Körper des Babys angehen, so ist sich die Wissenschaft bei den möglichen (Spät-)Folgen noch uneinig. Dies betrifft übrigens auch andere elektromagnetische Strahlung, zum Beispiel jene aus Mobiltelefonen bzw. Mobilfunksendern oder Stromleitungen. Schirme dein Baby daher nach Möglichkeit von jenen Strahlungen ab, so gut es geht, und vermeide allzu lange Mobiltelefonate in der Nähe des Kindes. In puncto Strom bieten sich für die Nacht ein abschaltbares Stromnetz bzw. kostenmäßig günstigere abschaltbare Verteilerdosen an.

Babysitter: Die erste Option für einen Babysitter wirst du wohl in der eigenen Familie finden. So kann dich zum Beispiel dein Partner entlasten oder auch die eigene Mutter. Wenn du dein Baby voll stillst, wirst du die ersten Babymonate aber ohnehin kaum einen Babysitter brauchen (es sei denn, du fütterst deine abgepumpte Muttermilch mit der Flasche), denn das Baby braucht dich und die von dir hergestellte Nahrung in schöner Regelmäßigkeit. Mit zunehmendem Babyalter kannst du auf einen zunehmend stabiler werdenden Stillrhythmus hoffen (außer in *Wachstumsphasen*), sodass das Babysitterthema auch für dich als Stillmama spätestens mit Einführung der Beikost relevant wird. Suche fremde Babysitter sorgfältig in Ruhe aus und überwache sie auch stichprobenartig. Immerhin vertraust du dieser Person dein höchstes Gut an!

Beckenboden: Dein Unterteil hat sich für die Geburt schon Monate vor dieser geweitet, gedehnt und auf das Herauslassen deines Kindes vorbereitet. Davon auszugehen, dass nun über Nacht alles wieder an Ort und Stelle ist, wäre daher mehr als naiv. Sei sorgsam im Umgang mit dem als „Beckenboden“ bezeichneten Gesamtkonstrukt deines Unterleibs und ziehe Scheide und After immer wieder gezielt nach oben, um die entsprechenden Muskeln zu stärken. Mache es so, dass es sich lustvoll anfühlt. So beugst du, auch nach einer schwierigen Geburt, Harn-

und Stuhlinkontinenz vor und tust durch die damit verbundene Kräftigung auch etwas für ein befriedigendes Sexleben.

Beikost: Gemeint ist damit die Kost neben den Still- bzw. Flaschenmahlzeiten. Wann dein Baby für „normales" Essen bereit ist, wirst du unschwer feststellen. Nämlich dann, wenn es ein gehöriges Interesse an echter Nahrung entwickelt, seine Fingerchen danach ausstreckt und in freudiger Erwartung zu sabbern und zu lechzen beginnt. Sei unbesorgt, was Babybreie angeht, du brauchst sie in aller Regel nicht, schon gar nicht in konservierter Form aus dem Gläschen-Regal. Schließlich bekommt ein Baby nach einigen Monaten praktischerweise Zähne. Aber es hat auch ohne diese durch seine kräftigen Kauleisten die Möglichkeit, Dinge zu zermalmen und sie mit seinem Speichel schluckgerecht zu vermengen. Ermögliche deinem Kind die Anwesenheit am Familientisch und speise es nicht separat ab. So wird es auch den Geschmack deiner bzw. eurer (hoffentlich frischen) Küche zu schätzen lernen.

Berufstätigkeit: Vermutlich wirst du als junge Mutter mit dem Wunsch, weiter im „alten Job" aktiv zu sein, erst mal einen Rückschlag erleben, denn es ist gar nicht so einfach, Baby und Arbeit unter einen Hut zu bekommen. Grundsätzlich stellt sich die Frage, ob dein alter Arbeitsplatz überhaupt kindgerecht und flexibel genug ist, sich auf deine neuen Bedürfnisse (ständige Versorgungstätigkeit des Kindes, Betreuung im Krankheitsfall etc.) einzustellen, oder ob es an der Zeit sein könnte, sich neu zu orientieren. Da es sehr schwierig ist, das Leben mit Kind vorauszuahnen, halte dir nach Möglichkeit alle Optionen im alten Bereich offen (du hast bestimmte Rechte als Mutter, erkundige dich genau!) und entscheide erst nach ausreichender Eingewöhnungsphase mit dem Kind, wie und was du weitermachen möchtest. Sollte der finanzielle Druck (zum Beispiel für dich als Alleinerzieherin) zu groß werden und siehst du dich genötigt, schon bald nach dem Mutterschutz wieder erwerbstätig zu arbeiten und in dieser Zeit dein Kind fremdbetreuen zu lassen, so lass dich in dafür geeigneten Beratungsstellen darüber aufklären, welche finanziellen Unterstützungen dir als junger Mutter zustehen, ohne dass du dein Kind abgeben und von dir trennen musst.

Blutvolumen: Dein Blutvolumen erhöht sich im Verlauf der Schwangerschaft und ist auch Monate nach der Geburt noch deutlich erhöht. Damit kann zum Beispiel Nasenbluten verbunden sein, aber auch beim Sex wirst du vermutlich Unterschiede zu vor der Schwangerschaft feststellen.

Calcium / Kalzium: Schau, dass du genug davon bekommst, denn unter anderem deine Knochen und Zähne sind darauf angewiesen! Du willst schließlich nicht, dass dein Körper Kalziumreserven aus deinen Knochen mobilisiert. Schon in der Schwangerschaft war das Kalzium für dich und das Baby wichtig, und auch bei der Geburt hat dir Calcium beste Dienste geleistet, indem es die Muskelaktivität deiner Gebärmutter förderte. Nun, in der Stillzeit, brauchst du auch eine ausreichende Versorgung mit diesem wichtigen Mineralstoff. Du kannst Kalzium durch Nahrungsmittel wie Käse, Joghurt oder Milch zu dir nehmen. Besonders viel Kalzium findest du darüber hinaus in grünem Gemüse (z.B. Broccoli, Mangold, Rucola), Kräutern (z.B. Petersilie, Gartenkresse, Bärlauch), Trockenfrüchten, Nüssen (z.B. Haselnüsse, Mandeln) und Samen (z.B. Sonnenblumenkerne). Aber auch Kalzium-Tabletten bzw. Kalzium-Pulver tun ihren Dienst, wenn es über die Nahrung mal nicht klappt. Siehe auch *Vitamin D.*

Drei-Monats-Koliken: Es dauert rund drei Monate, bis sich die kindliche Darmflora und das Immunsystem des Babys ausbilden. Speziell in den ersten drei Lebensmonaten plagen Neugeborene daher oftmals schmerzhafte Koliken, die mit einem stark geblähten Bauch und damit verbundenen Schmerzen einhergehen. Viele Säuglinge sprechen – nicht nur jetzt! – positiv auf das enge Tragen am Körper im Tragetuch an. Dadurch wird u.a. die Abgabe überschüssiger Luft aus dem Magen-Darm-Trakt begünstigt (Aufstoßen, Rülpsen, Pupsen). Die angenehme Körperwärme des Tragenden wirkt neben dem Schaukeleffekt außerdem beruhigend, entstauend und krampflösend und das Baby fühlt sich wohler. Davon abgesehen können Baby-Bauchgymnastik und das Pieseln und Kackern an frischer Luft, verbunden mit einem häufigen Lockern allfälliger Windeln (siehe auch *„windelfrei“*), dabei helfen, die Zeit der Drei-Monats-Koliken gut und ohne häufige Schreiattacken zu überstehen.

Fontanelle: Übersetzt bedeutet Fontanelle so viel wie „kleine Quelle“. Beim Baby sind damit hauptsächlich jene Öffnungen in der Schädeldecke gemeint, die sich bei der Geburt schadlos quetschen lassen, damit aus dem später runden Babyköpfchen zum leichteren Hinausschieben vorübergehend eine Gurke werden kann. An der großen vorderen Fontanelle, die man unschwer mit den Fingern im Zentrum oberhalb der Stirn ertasten kann, lässt sich der Pulsschlag des Babys „ablesen“. Es dauert etwa bis zum zweiten Lebensjahr, bis sich die kindliche Schädeldecke an dieser Stelle verhärtet hat. Eine weitere Fontanelle, die sich rascher schließt, befindet sich am Hinterhaupt. Außerdem kann man bei Säuglingen am Schädeldach längs von vorne nach hinten die sogenannte „Pfeilnaht“ ertasten und von links nach rechts, die große vordere Fontanelle kreuzend, die sogenannte „Kranznaht“. Wenn man sich die Skizze eines Säuglingsschädels ansieht, wo sämtliche weichen Stellen vermerkt sind, fällt auf, dass dieses Konstrukt eine perfekte „Patchwork-Decke“ ist, die nach der Geburt für das rasante Wachstum des Gehirns ausreichend Platz bietet und das Gebären des Kopfes überhaupt erst ermöglicht. Frauen können sich diese praktische Tatsache im Rahmen einer angstfreien Geburtsvorbereitung bewusst machen. Der Babykopf ist also kein starrer Fußball, sondern ein anschmiegsames Konstrukt.

Frauenmanteltee: Ein spezieller Tee, unter anderem gut für die Wöchnerin. Frauenmanteltee ist, neben Fenchel, Anis und Kümmel, manchmal auch in speziellen Stillteemischungen enthalten; siehe auch *Nachwehen*.

Geschwisterkinder: Wenn ein neues Baby in die Familie kommt, so ist das für alle eine große Herausforderung. Nicht vergessen werden dürfen dabei die größeren Geschwisterkinder, die ja immerhin schon vor dem Baby da waren und jetzt zwangsläufig zurückstecken müssen, weil sich Mama um den Neuling kümmern und ihn/sie häufig stillen, pflegen und sonstwie versorgen muss. Die Frage Außenstehender, ob das Baby eine tolle Neuerung sei oder ob es viel Spaß mache, mit dem Baby zu spielen, ist aus Sicht der Geschwisterkinder daher meist eher sehr nervig. Was soll man mit dem Kleinen schon großartig anstellen können? Wo es noch nicht mal seinen Kopf alleine halten kann, dafür aber die meiste Aufmerksamkeit bekommt und von allen als „süß", „niedlich" und „entzückend" bezeichnet wird. Um Eifersüchteleien in den Griff zu bekommen, empfiehlt es sich, die Großkinder gezielt in den Alltag mit Baby einzubinden und den jüngsten Familienzugang nicht über die Maßen zu thematisieren. Ein ausgiebiges Baby-Kuscheln kann auch dann erfolgen, wenn die Großkinder nicht dabei sind (zum Beispiel während der Kindergarten- bzw. Schulzeiten), damit diese nicht das Gefühl haben, das Baby werde bevorzugt. Eventuell sind auch Einzel-Aktivitäten möglich, bei denen das Baby einmal gezielt nicht mit von der Partie ist und sich die Elternteile dafür getrennt voneinander organisieren. Sollte das Baby beschenkt werden, so machen Geschwistergeschenke für die Großen Sinn. Das Baby kann ja ohnehin noch nicht feststellen, ob das, was es anhat, anguckt, angrabbelt oder ansabbert, ein Geschenk war oder nicht.

Hämorrhoiden: Vielleicht hast du schon während der Schwangerschaft aufgrund der Veränderungen deines Körpers festgestellt, dass es im Po juckt und/oder ab und zu beim Stuhlgang frisches Blut kommt. Hämorrhoiden können auch nach der Geburt auftreten. Sie sind zwar lästig, aber in der Regel nicht weiter von Belang. Dennoch solltest du die Ursache dafür finden und nach Möglichkeit beseitigen. Achte auf ausreichende Flüssigkeitszufuhr und Bewegung, damit auch dein Darm in Schwung kommt und sich mit der Verdauung leichter tut. Harter Stuhlgang fördert Hämorrhoiden, daher solltest du beim Essen auf Nahrungsmittel achten, die deine Ausscheidung weicher machen. Zur symptomatischen Behandlung von Hämorrhoiden gibt es in der Apotheke diverse Salben und Zäpfchen. Du kannst auch deine Hebamme bzw. deine(n) Ärztin/Arzt um Rat fragen, wenn du dir unsicher bist, welche Möglichkeiten zur Linderung deiner Beschwerden in Betracht kommen.

Haushaltshilfe: Vor allem in der ersten Zeit nach der Geburt ist eine Haushaltshilfe von unschätzbarem Wert. So kannst du tägliche Grundbedürfnisse wie die Nahrungsaufnahme vereinfachen und dich außerdem ein klein bisschen verwöhnen lassen. Eventuell kann dich dein Partner anfangs unterstützen (wenn er berufstätig ist, gibt es die Möglichkeit, Pflegeurlaub bzw. Elternzeit zu beantragen) oder jemand anderes aus der Familie bzw. dem Bekanntenkreis. Sollte niemand zu finden sein, so gibt es auch professionelle Helfer, die du allerdings bezahlen musst. Fallweise stehen SchülerInnen von Betreuungsorganisationen zur Verfügung, die einen sehr günstigen Stundenlohn bekommen, weil sie sich noch in der Ausbildung befinden. Erkundige dich bei diversen Hilfsorganisationen, was in deinem Fall möglich ist, und frage auch die Krankenkasse, ob du finanzielle Unterstützung in Sachen Haushaltshilfe erwarten darfst und welches (ärztliche) Attest hierfür eventuell erforderlich ist.

Karriere(knick): Möglicherweise wirst du nach der Geburt deines Kindes nicht mehr an deine alte Arbeitsstelle zurückkehren können oder wollen. Und auch, wenn du dich nach Schule, Studium und beruflichen Anfangsjahren weit nach oben gearbeitet haben solltest, so stellst du nun vielleicht fest, dass die Karriere mit Kind alles andere als einfach und vielerorts doch auf Männer ausgerichtet ist. Wer möchte schon eine Arbeitnehmerin, die mit Kleinkind am Hals den Kopf woanders hat und, im Falle einer kindlichen Erkrankung, auch körperlich absent ist? Dabei vergessen viele Arbeitgeber, dass Mütter durch die kindlichen Herausforderungen fast zwangsläufig zu Multi-Tasking-Talenten mutieren und viele nicht studierbare oder klassisch erlernbare Fähigkeiten entwickeln, die auch ihrer beruflichen Arbeit zugutekommen. Sollte sich in deinem Fall herausstellen, dass deine neue Führungsposition als „Mutter" in der alten Firma nicht gefragt ist, so sei mutig genug, andere Wege zu gehen und orientiere dich um. Nicht selten wird nach der Geburt aus der Rechtsanwaltsgehilfin eine Stillberaterin oder aus der Bankangestellten eine Selbstständige, die Produkte für Mutter und Kind vertreibt. Sieh dich um im Kreis der berufstätigen Mütter und finde heraus, was sich am besten mit deiner Familie und deinen Ansprüchen ans Leben vereinbaren lässt. Jedenfalls solltest du dabei unterm Strich genug Zeit für dein Kind übrig haben und die Chance, es so lange eng um dich zu haben, wie du dir das wünschst.

Kinderwagen: Nennen wir das als „Kinderwagen" bekannte Utensil doch außerdem noch Einkaufswagen und Schlafwagen – schon bekommt es neue Zwecke. Vor allem, wenn du mit mehreren Kindern im Gepäck unterwegs bist und Einkäufe zu erledigen hast, ist ein rollendes Einkaufs- und Transportgefährt von unschätzbarem Wert. Du kannst also auch als Tragetuch-Mutter von den Vorteilen dieses Teils profitieren, wenn du den Wagen nicht gerade in Venedig zum Einsatz bringst. Stufensteigen kann er nämlich nicht, das solltest du auch bei der Verwendung öffentlicher Verkehrsmittel und diverser Wege bedenken. Plane deine Kinderwagen-Routen so, dass du möglichst eben unterwegs und nicht gezwungen bist, den Wagen unbeaufsichtigt vor einer Tür stehen zu lassen.

Linea alba / Linea nigra: Wahrscheinlich wirst du in der Schwangerschaft und in den Monaten danach einen dunklen Strich auf deinem Bauch bemerken, der oberhalb und unterhalb des Nabels vertikal verläuft. Diese sogenannte „Linea nigra" („schwarze Linie") stellt eine hormonell bedingte Verfärbung der „Linea alba" („weiße Linie") dar. Dieses Phänomen verschwindet nach einiger Zeit wieder und ist bei Schwangeren völlig normal.

Mamasein: Hattest du dir das Mamasein genau so vorgestellt, wie es nun ist, oder war deine Erwartungshaltung eine andere? Dann könntest du nun enttäuscht sein. Hoffentlich bist du flexibel genug, ursprüngliche Erwartungen neu zu überdenken und sie den aktuellen Gegebenheiten anzupassen. Sei großzügig zu dir selbst, wenn es darum geht, gesteckte Ziele an dich erst langsam oder über viele Umwege zu erreichen. Und sei dir sicher, für dein Kind die beste Mutter zu sein, die es bekommen kann. Wenn du jedoch das Gefühl nicht los wirst, dass es an vielen Stellen ziept und hakt, so suche dir rechtzeitig hilfreiche Unterstützung und besprich dich auch mit anderen Müttern zu deinen Problemen. Vermutlich triffst du hier auf viele offene Ohren und ihr könnt gemeinsam an Lösungen arbeiten. Eventuell lässt sich eine neue Form der gegenseitigen Hilfe organisieren (zum Beispiel bei Abhol-Routinen aus dem Kindergarten oder beim täglichen Kochen). Davon abgesehen ist es gut zu wissen, dass man mit den alltäglich und allnächtlich gestellten Aufgaben nicht alleine ist.

Medikamente in der Stillzeit: Wenn du stillst, solltest du vor der Einnahme von Medikamenten (gleich, in welcher Form) Erkundigungen darüber einholen, ob diese stillverträglich sind oder nicht. Zusätzlich kannst du im Internet auf der Website www.embryotox.de ausgewählte Arzneimittel auf ihre Stillverträglichkeit hin überprüfen.

Mekonium: Babys erster, sehr zähflüssiger pechschwarzer Stuhl wird auch „Kindspech" genannt. Er besteht aus all dem, was das Baby während seiner Zeit im Mutterleib zu sich genommen hat (Fruchtwasser, Haare, Hautfetzchen) sowie aus Schleimhautgewebe und Gallenflüssigkeit. Weil Mekonium noch kein Produkt verdauter Nahrung ist, stinkt es auch nicht. Das Mekonium wird in den ersten Lebenstagen ausgeschieden. Danach ist Babys *Muttermilchstuhl* gelblich und meist eher breiig bis dünnflüssig.

Milchschorf: Üblicherweise wird Babys Kopfgrind, der sich einige Zeit nach der Geburt ausbildet und unterschiedlich lange am Kopf bleibt, als Milchschorf bezeichnet. Er ist in der Regel harmlos und nicht behandlungswürdig. Sollte sich die Haut jedoch entzünden oder dein Baby einen starken Juckreiz verspüren, so frage deine Hebamme bzw. deine(n) Kinderarzt/ärztin um Rat. Vielfach hat es sich bewährt, Muttermilch auf die betroffenen Stellen aufzutragen und dort abtrocknen zu lassen. Du kannst dazu die Milch direkt aus deiner Brust darauf spritzen und brauchst nicht den Umweg über ein Zwischengefäß zu gehen. So gelangt die Milch hygienisch einwandfrei ohne Keimverschleppung dorthin, wo sie gebraucht wird.

Muttermilch: Die Nachfrage regelt das Angebot! Achte also darauf, dass du dein Baby oft und lange genug an die Brust lässt. Bis die reife, weißliche Frauenmilch bei dir einschießt, werden einige Tage vergehen. In denen verhungert das neugeborene Baby nicht, sondern es genießt das dunkelgelbe Kolostrum, deine vitaminreiche Erstmilch, die besonders reich an Fetten, Mineralstoffen, Enzymen und Antikörpern ist. Muttermilch ist immer perfekt temperiert und hygienisch einwandfrei. Sie braucht nicht extra zubereitet oder gekauft werden und ist stets in der erforderlichen Menge verfügbar. Je nachdem, was du gegessen hast, schmeckt Muttermilch für dein Baby jeden Tag ein bisschen anders, und es lernt über die Milch deinen normalen Essgeschmack kennen. Lass dir von Werbestrategen nicht verkaufen, dass in der Zeit nach dem Stillen Ersatzmilch der Kuh besser für dein Kind wäre als Muttermilch. Dein Baby ist schließlich kein Kälbchen, sondern ein Mensch. Muttermilch ist auch nicht in einer Großmolkerei aus Tausenden von Kuhmilchen zusammengebraut, sondern für dein Kind maßgefertigt. Sie ist sogar so genial, dass du sie im Verlauf der Stillzeit vermutlich auch als Medizinersatz einsetzen wirst, z.B. bei Augenentzündungen, Hautproblemen oder als „Nasenspray", wenn dein Baby Schnupfen hat. Du kannst sie aber auch für deinen Kaffee verwenden und, wenn du genug davon übrig hast, Brei oder Pudding daraus kochen. Manche machen aus Muttermilch Speiseeis oder Käse. Friere deine überschüssige Muttermilch in geeigneten Beuteln ein (du kannst sie dafür bequem mit der Hand aus der Brust ausstreifen), dann kann z.B. dein Partner eine mamalose Zeit mit aufgetauter Milch von dir überbrücken und das Baby damit füttern. Leider – denn das wäre sehr praktisch – haben wir Frauen in der Regel nicht lebenslang Milch, sondern nur während der aktiven Stillzeit. Es gibt jedoch Fälle, wo auch viele Jahre nach der Kleinkindzeit trotz Abstillens noch Milch in der Brust gebildet wird, und auch das ist normal und von Frau zu Frau verschieden.

Muttermilchersatz: Wie der Name schon sagt, handelt es sich dabei nicht um das Original, sondern um eine ersatzweise Alternative zur Muttermilch. Solltest du, aus welchen Gründen auch immer, nicht stillen können oder wollen, so brauchst du heutzutage keine Amme mehr, um dein Baby zu ernähren. Wobei Frauenmilch als Alternative besser wäre als Kuhmilch-Derivate und in einigen Ländern dieser Welt die Ammen wieder ein „Revival" erleben. Über kurze Strecken des Nicht-selber-Stillens kann dir vielleicht eine stillende Freundin aushelfen, aber generell wirst du, wenn du dein Baby nicht selber nährst, wohl oder übel auf andere, brustfremde Möglichkeiten zurückgreifen müssen. Achte bei gekauftem Milchersatz auf seine Zusammensetzung und weniger auf die dahinter liegende Werbelinie. Frage im Zweifelsfall deine Hebamme oder deine/n Kinderarzt/ärztin um Rat. Wenn du insgeheim doch stillen willst, aber nicht kannst, so gibt es diverse (im Internet verzeichnete) Stillorganisationen bzw. Stillfachverbände, die Stillberaterinnen ausbilden und diese auch zu dir nach Hause schicken (in der Regel gegen Bezahlung).

Muttermilchstuhl: Pass auf, wenn es beim Baby ans Verdauen geht, denn der Muttermilchstuhl färbt umliegendes Textilgewebe ziemlich stark, und zwar gelblich-orange. Muttermilchstuhl duftet nach Joghurt und stinkt in der Regel nicht, wenn er frisch ist. Kein Wunder, denn dein Baby nimmt ja auch ständig Milch zu sich. Je nach Konsistenz (sehr flüssig bis wurstähnlich) spritzt er mehr oder weniger schnell aus Babys After. Babys kacken und pieseln gerne an frischer Luft. Wenn dein Baby groß muss, wirst du das an seiner Geräuschkulisse merken (ächzen, stöhnen,

Anstrengung, roter Kopf). Mach ihm dann die Windel auf und hilf ihm beim Ausscheiden. Du kannst dafür die Beinchen leicht anheben und wieder senken. Lege Stofftücher unter Babys Po und fange den spritzenden Stuhl damit auf, dann geht der Milchstuhlschuss nicht daneben. Übrigens kann, je nachdem, wie viel dein Baby aus der Muttermilch verwertet, das Ausscheiden von Muttermilchstuhl mehrmals täglich oder nur etwa einmal pro Woche erfolgen. Im letzteren Fall kann eine „Portion" durchaus um die 100 ml betragen und in mehreren Etappen abgegeben werden. Nimm dir also für die Babyverdauung ausreichend Zeit.

Nabelschnur: Die Nabelschnur durchzubeißen ist gar nicht so einfach! Wenn du nach der Geburt die Möglichkeit dazu hast, dann ergreife sie. Die Nabelschnur ist durch ihre Vielschichtigkeit sehr robust und außerdem recht zäh. Nach dem Abtrennen von der Plazenta (aber auch, wenn sie für eine Lotusgeburt an der Plazenta belassen wird), wird sie zunehmend trockener und fällt einige Tage nach der Geburt einfach ab. Du kannst sie als Erinnerungsstück an die Verbundenheit deines Babys mit dir an einem trockenen Ort aufbewahren und dir die Zeit deines Kindes im Mutterleib so immer wieder ins Gedächtnis rufen.

Nachwehen: Nachwehen können richtig fies sein! Doch mach dir erstmal ihren Ursprung klar, damit du mit ihnen zu Rande kommst und die damit verbundenen Unannehmlichkeiten besser in den Griff bekommst: Mit Nachwehen verbundene Schmerzen entstehen meist durch das Zuviel an Flüssigkeit und Geweberesten, das sich in der Gebärmutter ansammelt und dann, wie bei der Regelblutung, über den Muttermund ausgeschieden wird. Durch eine gezielte regelmäßige Entspannung deines Muttermundes über der Toilette (zum Beispiel im Zuge des regulären Toilettenganges oder auch öfter) kannst du eine unverkrampfte Ausscheidung des Wochenflusses fördern und so die Schmerzen nach Möglichkeit verringern. Außerdem kann dich *Frauenmanteltee* (Apotheke oder Reformhaus) bei den körperlichen Vorgängen im Wochenbett unterstützen und ebenfalls Linderung in Sachen Nachwehen bewirken.

Neugeborenenakne: Es kann sein, dass dein gestilltes Baby einige Wochen nach der Geburt einen akneähnlichen Ausschlag bekommt. Sei unbesorgt, Neugeborenenakne verschwindet in der Regel nach einiger Zeit von selbst, auch wenn sie vorübergehend die Fotogenität deines Babys schmälert und nicht wirklich attraktiv ist.

Neugeborenengelbsucht: Wenn die Hautfarbe deines Babys gelblich ist, dann handelt es sich vermutlich um normalerweise harmlose Neugeborenengelbsucht. Muttermilch und Sonnenlicht helfen beim Abbau des Bilirubins, eine Phototherapie im Krankenhaus ist für gewöhnlich nicht erforderlich. Offenbar hilft ein erhöhter Bilirubingehalt im Blut gegen Infektionen.

Osteopathie / Craniosacraltherapie: Stelle dein Baby nach der Geburt nach Möglichkeit einer/m auf Babys spezialisierten OsteopathIn / CraniosacraltherapeutIn vor – und zwar durchaus auch dann, wenn dein Baby kerngesund und fit ist. Eine geeignete Therapie (manchmal ist nur eine Sitzung erforderlich) kann scheinbar unwichtige Blockaden, die du vielleicht nicht als solche erkennst, lösen und Babys Körper- und Seelenleben in einen ruhigen Fluss bringen. Aber auch und vor allem, wenn dein Baby offensichtlich Probleme damit hat, in der trockenen Welt anzukommen, und sich beispielsweise beim Trinken schwertut oder unerklärliche Schreiphasen hat, kann eine Behandlung durch eine(n) geeignete(n) TherapeutIn sehr hilfreich sein. Konsultiere deine Krankenkasse, ob sie zumindest einen Teil der Kosten übernimmt.

Partner und Partnerschaft: Du hast deinen Partner in der Zeit vor dem Baby kennengelernt und wirst ihn nun, da das Kind auf der Welt ist, nochmal neu erkunden dürfen. Und er dich. Ihr seid Eltern geworden, und diese spezielle Herausforderung wird euch neue Seiten näherbringen. Die Versorgungstätigkeit als Mama und Papa steht teils in krassem Gegensatz zu dem, was du bislang kanntest. Selbst wenn du als Tierbesitzerin bereits gewohnt bist, Verantwortung für ein Lebewesen zu übernehmen, so ist es dennoch ein Unterschied, nun 24 Stunden am Tag auf dein Baby aufpassen und für es da sein zu müssen. Aus der Tochter und dem Sohn sind eine Mutter und ein Vater geworden. Gebt euch gegenseitig Zeit, in diesem Zustand anzukommen, und verzeiht dem anderen Fehler und Nachlässigkeiten. Die gegenseitige Zuwendung sollte aber auch jetzt nicht auf der Strecke bleiben, und manchmal sind schon ein liebes Wort oder eine herzliche Umarmung Gold wert.

Rückbildung: Sei gnädig mit dem Tempo deiner Rückbildung! Auch wenn es vielleicht so scheint, als wäre schon bald alles wieder an Ort und Stelle, so wirst du dennoch viele (Mikro-) Veränderungen nach der Geburt an dir feststellen. In der Zeit unmittelbar nach der Geburt hast du vielleicht das Gefühl eines starken Drucks nach unten. Meide vor allem jetzt, aber auch in den nächsten Wochen und Monaten starke Erschütterungen (Joggen ist kontraproduktiv, wenn es sich unangenehm anfühlt!) und wähle deinen Sport passend zu deinem sich rückbildenden Körper aus. Damit die Gebärmutter wieder rasch ihre ursprüngliche Größe erreicht, bekommt sie am besten gleich zu Beginn des Wochenbetts regelmäßige Impulse durch den stillenden Säugling. Du selbst kannst deine Geburtsorgane durch aktives inneres Nach-oben-Ziehen von Scheide und After dabei unterstützen, den bei der Geburt erfahrenen Drang nach unten umzukehren. Auch für den Bauch bzw. die Bauchmuskeln kannst du (je nach Geburtsmethode, bei einem Kaiserschnitt solltest du etwa zwölf Wochen für die Wundheilung reservieren) schon bald etwas tun und ihn aktiv nach innen ziehen, wo du ihn bzw. sie für einige Sekunden hältst und anspannst. Auch dein Po freut sich über Bewegung und aktive Muskeltätigkeit, du kannst ihn zum Beispiel auf dem Rücken liegend anheben und einige Sekunden lang anspannen, bevor du ihn wieder senkst. Wenn du magst bzw. wenn dein Baby nicht abgelegt werden möchte, hast du es dabei auf dem Bauch, hältst es gut fest und fährst es so im Lift auf und nieder.

Schlafen: Was ist gemeint, wenn man einer jungen Mutter eine „gute Nacht“ wünscht? Vergiss das mit dem ehemals gekannten absolut störungsfreien Durchschlafen und freue dich über jene Nächte, in denen du von deinem Säugling bzw. Kleinkind nur zweimal anstatt achtmal geweckt wirst. Geh zeitig schlafen und verschiebe nächtliche Aktivitäten auf die kindlichen Aktivitätsstunden untertags oder verzichte gänzlich darauf. Grundsätzlich ist empfehlenswert, immer dann zu schlafen, wenn auch das Baby schläft. Da sich das aber, spätestens wenn Großkinder im Haus sind, nicht immer so einfach einrichten lässt, ist es wichtig, verlorenen Schlaf häppchenweise nachzuholen, sobald sich die Gelegenheit dafür bietet. Viele weitere Schlaftipps findest du im Buch „Soloschläfer“. Dort ist auch beschrieben, warum der Partner im Bett einer (stillenden) Mutter als Schlaf-Partner nichts zu suchen hat.

Schlafdefizit: Du wirst es nicht vermeiden können, kannst aber aktiv dazu beitragen, dass es nicht allzu groß und dafür immer wieder mal durch wertvollen Schlaf gemindert wird. Organisiere deinen Babyalltag nach Möglichkeit so, dass du in voraussehbaren Babyschlafphasen auch schlafen kannst und nicht von Telefonklingeln, dem Postboten oder anderen Schlafunterbrechern gestört wirst. Lass die Hausarbeit großzügig liegen und mach nicht den Fehler, ausgerechnet dann staubzusaugen, wenn das Baby gerade schläft. Dem Baby sind ein bisschen Schmutz und Unaufgeräumtheit in der Wohnung herzlich egal, es freut sich vielmehr über eine ausgeglichene und halbwegs ausgeschlafene Mama.

Schlafrhythmus: Wenn größere Geschwisterkinder im Haus sind, die schon in den Kindergarten oder in die Schule gehen, dann pendelt sich normalerweise auch der Schlafrhythmus des Babys nach und nach analog zum Familienrhythmus ein. Wer jedoch noch kein weiteres Kind bzw. keine morgendlichen Verpflichtungen hat, der neigt eventuell dazu, den Tag auch mal zur Nacht zu machen und morgens erst aus dem Bett zu krabbeln, wenn es sich gewissermaßen auf natürlichem Wege ergibt. Doch ein rhythmusloses Baby findet, genau wie wir Erwachsenen auch, schwieriger in den so ersehnten Nachtschlaf als eines, das genau spürt, dass abends der allgemeine Aktivitätsmodus um es herum „runtergefahren“ wird. Daher scheint es günstig zu sein, auch wenn der innere Schweinehund eine andere Sprache spricht, sich – falls nicht schon vorhanden – selbst einen guten Schlaf-Wach-Rhythmus anzugewöhnen und vor allem morgens den Tag aktiv zu beginnen, anstatt gemeinsam mit dem Baby ewig im Bett herumzulümmeln. Es spricht jedoch nichts dagegen, sich im weiteren Tagesverlauf – gemeinsam mit dem Baby – wieder hinzulegen.

Schnuller: Ein Baby braucht nicht unbedingt einen Schnuller (es gibt ja auch den Daumen, das Fäustchen oder Schmusetücher, die man schnullen kann), und manche Kinder akzeptieren den Schnuller überhaupt nicht. Sie verlangen lieber das „Original“ in Form der mütterlichen Brust, um ihr Saugbedürfnis zu stillen. Wer keinen Schnuller anbietet, braucht ihn Jahre später auch nicht wieder abzugewöhnen. Wenn es allerdings gar nicht ohne Schnuller geht, spricht auch nichts dagegen. Denn prinzipiell ist das erlaubt, was die Mama entlastet und ihre Nerven schont.

Sex nach der Geburt: Wann du wieder Lust auf Sex verspürst, wirst du merken. Sei gespannt, wie sich dein bzw. euer Sex nach der Geburt verändert hat bzw. verändern wird, und erkunde deinen Körper und die damit verbundenen Gefühle intensiv. Solltest du eine Geburtsverletzung davongetragen haben, so gehört diese ab sofort zu dir dazu. Falls sie dir beim Sex Beschwerden macht, so sprich mit deinem Partner, deiner Hebamme bzw. deinem/r Arzt/Ärztin offen darüber. Ein zu eng vernähter Dammschnitt oder eine nicht fachgerecht versorgte Dammverletzung beispielsweise können sich hinderlich auf deine Sexualität auswirken. In vielen Fällen lässt sich nachträglich noch etwas reparieren. Es ist daher nicht sinnvoll, wenn du still leidest und die unbefriedigende Situation einfach so hinnimmst. Eine andere Herausforderung als die, körperlicherseits mit sich klarzukommen, ist jedoch das Problem, Zeit und Lust füreinander zu entwickeln – und zwar neben dem Baby und den möglicherweise vorhandenen Großkindern. Manche Paare planen ihren Sex genau durch und machen sich hierfür (auch unter Einsatz von Babysittern) gezielt dafür „frei“. In Japan zum Beispiel ist diese Praxis gang und gäbe. Hier gibt es spezielle „Love Hotels“, deren Zimmer man mit dem eigenen Partner bezieht, um endlich ungestört Lust und Lärm rauslassen zu können. In europäischen Ziegelbauten braucht es in der Regel keine alternative schallisolierte Behausung, sondern lediglich Feingefühl für den richtigen Zeitpunkt, um wieder Ruhe und Muße füreinander zu entwickeln, damit der Mama- und Papamodus auch mal ausgeschaltet werden kann.

Sport: Lass es langsam angehen! Dein Körper braucht nach der Geburt erst einmal Ruhe und Erholung, und schon ein normaler Spaziergang kann dich in der ersten Zeit an den Rand der Erschöpfung bringen. Höre unbedingt auf die Signale deines Körpers und lass dir nicht von anderen sagen, was zu tun oder machen sei, wenn du dich nicht gut dabei fühlst. Wann und in welcher Form du nach der Geburt (wieder) Sport machen magst, hängt bestimmt auch davon ab, wie sportlich du vor der Entbindung gewesen bist. Solltest du erst jetzt, mit Baby im Gepäck, mit dem Sporteln anfangen wollen, so ist es sinnvoll, schonende Sportarten zu wählen und dein persönliches Pensum erst nach und nach sorgsam zu steigern. Yoga kann dir während der Schwangerschaft und auch danach beste Dienste erweisen, wenn es um Kräftigung, Atmung und Entspannung geht. Doch ist es, solltest du Yogakurse gewöhnt sein, mit kleinem Baby erst einmal vermutlich nicht so einfach, eine Stunde am Stück nur für sich selbst zu sein. Entweder du organisierst hier einen vertrauensvollen Babysitter, oder du findest einen Kurs, wo Mamas gemeinsam mit ihren Babys teilnehmen. Darüber hinaus gibt es inzwischen eine Reihe von DVDs, die (ansatzweise) die/den beliebte(n) Yoga LehrerIn substituieren und eine Yogastunde im Wohnzimmer ermöglichen. Auch Schwimmen ist nach der Geburt eine besonders schonende Sportart, achte jedoch auch hier auf deine Empfindungen und beginne erst damit, wenn du dich in deinem neuen Körper wieder eingefunden hast (siehe auch *Wochenfluss*).

Spucktuch: Du wirst Mulltücher brauchen, und zwar an die zehn bis dreißig, je nach Auswurfleistung. Schaffe dir daher bereits vor der Geburt eine ausreichende Anzahl an Spucktüchern/

Spuckwindeln an, sodass deine Kleidung bei Speiattacken deines Babys verschont bleibt. Bei fast allen Babys treten die (halbverdauten) Milch-Wasserfälle mehr oder weniger heftig auf, wenn sie aber zu stark sind, könnte der Besuch bei einer/m OsteopathIn/Craniosacraltherapeutln Linderung verschaffen. Übrigens: Gebrauchte Mullwindeln kannst du günstig am Flohmarkt, auf Kleiderbörsen oder in Second-Hand-Läden ergattern.

Still-BHs: Es ist schwierig, vor dem Erreichen der wirklichen Stillbrustgröße den passenden Still-BH auszuwählen. Entscheide dich nach Möglichkeit für ein Modell ohne Druckstellen, denn diese können einen schmerzhaften Milchstau begünstigen. Vermutlich wirst du durch das Stillen deine Brust von einer völlig neuen Seite erleben: empfindsam und manchmal auch „zickig". Eventuell ist es daher besser, du suchst dir deine Still-Unterwäsche erst dann aus, wenn die Stillbrust „voll" ist, sonst bleibst du womöglich auf unpassenden Kleidungsstücken sitzen. Achte beim Kauf jedenfalls auf die Umtauschmöglichkeit. Praktisch sind (für nicht allzu große Brüste) Unterhemden mit eingenähten „Stillklappen".

Stillen: Vor allem der Start ist nicht immer leicht, also wirst du Durchhaltevermögen brauchen, bis du mit glücklichen Stillempfindungen für deine Leistung belohnt wirst. Sowohl du als auch das Baby sind zu Beginn Still-Anfänger, und bis vor allem du zur routinierten Hochleistungs-Dauerstillerin wirst, vergeht meist einige Zeit. Lass dich in deinem stillenden Weg nicht beirren und sei dir stets bewusst, dass sich deine hübschen Brüste vor allem auf diese ihnen zugedachte Aufgabe freuen. Sehr viel zum Thema Stillen erfährst du im Buch „Still die Badewanne voll!", und wenn du sehen möchtest, wie Stillbrüste anderer Mütter beschaffen sind und welche Erfahrungen ihre Besitzerinnen mit ihnen gemacht haben, dann besorg dir „Stille Brüste – Das Fotobuch für die Stillzeit und danach" (beide edition riedenburg).

Stillen in der Öffentlichkeit: Sei nicht überrascht oder gar geknickt, wenn man dich z.B. in einem Lokal darauf hinweist, dass das Stillen hier nicht erwünscht oder gar nur auf der Toilette gestattet sei. Die Brusternährung ist inzwischen nämlich so sehr von der als normal empfundenen „Flasche" verdrängt worden, dass sie von manchen als anstößig oder – im Falle größerer Stillkinder – sogar ekelhaft empfunden wird. Wenn du geeignete Kleidung trägst, musst du dich beim Stillen nicht komplett entblättern, und ein kleines Spucktuch hält dir außerdem allzu neugierige Blicke vom Leib. So kannst du diskret stillen, und wenn dir ein allzu doofer oder abfälliger Kommentar auf den Wecker geht, dann artikuliere deine Empfindungen und beiß dir nicht auf die Zunge. Inzwischen gibt es auch schon diverse Blogs und Internetforen, die das Thema Stillen in der Öffentlichkeit zu ihrer Aufgabe gemacht haben und z.B. Lokale diesbezüglich bewerten.

Stillgruppe: Eigentlich ist sie eine etwas seltsame Vereinigung, die Stillgruppe. Frisch gebackene Mütter treffen sich zum Stillen, Spielen und Plaudern und nennen das dann „Stillgruppe". Als sei das Stillen etwas besonders Aufregendes und müsste daher thematisiert werden. Vielmehr ist es doch das Normalste der Welt, und die Tatsache, dass es Stillgruppen braucht, zeigt irgendwie auch, dass die Tradition des Babystillens innerhalb der Familie oftmals fehlt und Stillen erst außerhäusig „gelernt“ werden muss. Besuche und versuche ruhig eine Stillgruppe, wenn dir danach ist! Vielleicht wirst du beim nächsten Kind draufkommen, dass du für eine solche Vereinigung gar keine Zeit mehr hast und dich der normale Spielplatzbesuch (bei dem du ganz selbstverständlich nebenher stillst) auch ausreichend mit dem Thema Kind versorgt. Oder du benennst die „Stillgruppe“ einfach um und gehst nach wie vor gerne hin, um deine Freundinnen zu treffen und deine Kinder beschäftigt zu wissen.

Stillshirts: Wenn du regelmäßig in der Öffentlichkeit bzw. im Freien stillen musst, wirst du dir vielleicht spezielle Stillshirts anschaffen wollen. Diese sind, je nach Modell, mit einem weiten Halsausschnitt ausgestattet oder besitzen zwei Lagen Stoff mit Eingriffsmöglichkeit an der Brust, von denen dann eine zum Stillen beiseitegeschoben wird. Du solltest jedenfalls darauf achten, dass dein Bauch/Rücken sowie die Brust beim Stillen keine Zugluft abbekommen. Daher ist es praktisch, wenn du – auch ohne spezielle Stillshirts – unten drunter ein für das Stillen geeignetes Unterhemd trägst, bei dem du die Brüste unschwer freilegen kannst und dein restlicher Körper dennoch bedeckt bleibt. Auch für die Nacht empfiehlt sich eine kuschelige Lösung. Da es hier nicht auf die Optik ankommt (dein Partner schläft längst separat ;-), kannst du ein altes T-Shirt in ein Stillshirt verwandeln, indem du auf Brusthöhe zwei Schnitte oder auch ein großes Loch mit einer Schere hineinschneidest. Oben drüber kommt dann ein „unversehrtes“ Shirt, sodass du beim Hochziehen desselben dennoch gewärmt bleibst und die Brüste durch die Schnitte bzw. das Loch des Unter-T-Shirts herausfischst.

Tragetuch: Unzählige Male wirst du froh sein, dein Baby im gemütlichen und praktischen Tragetuch verpackt zu wissen, während du dabei beide Hände frei hast und nicht daran denken musst, wo das Baby gerade steckt und wie es ihm geht. Davon abgesehen liebt jedes Baby die Nähe zu seiner Mutter, zumindest wenn sie einigermaßen „gut drauf“ ist. Und immerhin wurde es auch vor der Geburt tagein, tagaus von dir getragen und gewärmt und genoss diese Rundumbetreuung. Ein Stillstand nach der Geburt ist aus Sicht des Kindes daher höchst ungewöhnlich und wird nicht selten mit Unzufriedenheit oder gar Schreien kommentiert. Lass dir von einer Trageberaterin erklären, wie man das von dir ausgewählte Tuch richtig bindet. Wichtig ist, dass du dein Baby Bauch an Bauch trägst. Später dann, wenn dein Baby schwerer geworden ist, kannst du dir eine Komfort-Trage besorgen. Die verteilt das Gewicht des Kindes recht gut auf deinen Hüften und hat breite Schultergurte. Auch das Kindertragen auf dem Rücken bietet sich an, sobald das Kind beim Aufsteigen mithelfen kann. Wenn du Annas Trageschlaufen verwenden möchtest, dann schau doch mal bei Andrea vorbei unter babytuch.com.

Trampolin: Es kann dir einige Monate nach der Geburt dabei helfen, das Gefühl in deinem Unterleib zu steuern und festzustellen, ob du wirklich wieder stark und „dicht“ bist. Probiere das Hüpfen mit halbvoller Harnblase und trainiere so gezielt deine Fähigkeit, zuzumachen und die

Spannung zu halten. Diese Fähigkeit wird dir letztlich auch beim *Sex* gute Dienste erweisen. Davon abgesehen kannst du ein bodennahes Trampolin in den Anfangswochen deines Babys auch gut als elastisches Babybett für zwischendurch verwenden (z.B. im Sommer auf dem Balkon). Achte jedoch darauf, dass die Ränder und der Boden darunter weich gepolstert sind, sollte sich dein Baby wider Erwarten auf Erkundungstour begeben wollen und „abstürzen". Auch geringe Sturzhöhen sind (zumindest) für Mütter etwas Schreckliches!

Überforderung: Dir wächst alles über den Kopf und die Zeit mit dem Baby hattest du dir irgendwie anders vorgestellt? Sei dir sicher, mit diesen Gefühlen stehst du nicht alleine da. Die Frage ist nur: Wer hört dir nun zu und hat auch ansonsten Zeit, dich zu unterstützen und dir beim Weg in dein neues Leben als Mutter behilflich zu sein? Vielleicht hast du einen sehr guten Draht zu deiner eigenen Mutter (oder der Draht wird nun wieder besser), dann schöpfe auch aus ihrem Erfahrungsschatz und lass dich „bemuttern", vor allem in der ersten Wochenbettzeit. Vielleicht ist es aber auch die beste Freundin (mit Kind), die dich auffängt, oder dein Partner ist so verständnisvoll und flexibel, dass er sich bestens in dich hineinversetzen und dich entlasten kann. Sollte dies alles nicht auf dich zutreffen, so suche dir UnterstützerInnen auf dem Spielplatz (Mütter lernen hier ohne Hemmschwelle andere Mütter kennen) oder im professionellen Bereich. Es gibt zahlreiche professionell organisierte *Stillgruppen* oder Spielgruppen für Babys und Kleinkinder, wo deine Fragen und Gefühle gut aufgehoben sind.

Verhütung: Wie hast du bislang eine nicht geplante Schwangerschaft verhütet? Vielleicht kommt diese Methode auch weiterhin für dich in Betracht, wenn es zum Beispiel Kondome waren, die dich nicht schwanger werden ließen. Solltest du die natürliche Familienplanung (NFP) angewandt haben, so wirst du dich neuen Herausforderungen der Interpretation deines (Still-) Zyklus gegenüber sehen. Denn „Stillen ist der Vater vieler Kinder", heißt es. Vorsicht also bei einem allzu sorglosen Umgang mit der Still-Verhütungs-Variante! Besorge dir einschlägige Fachliteratur und übe dich darin, die neuen Daten deines Mutterkörpers korrekt zu interpretieren. Ist dir das in der Babyzeit zu stressig und hast du nicht vor, deine Temperatur weiterhin zu messen bzw. dich zu einem fixen Zeitpunkt dafür wecken zu lassen (zum Beispiel deshalb, weil das Baby ohnehin ein regelmäßiger Wecker ist und die Nacht in Stücke reißt), so besprich dich am besten mit deiner Hebamme bzw. Arzt/Ärztin des Vertrauens zu alternativen Verhütungsmethoden.

Vitamin D: Vitamin D (z.B. in Lebertran enthalten) ist unter anderem zur besseren Einlagerung von *Calcium* von Bedeutung. Es wird durch Sonnenlicht über die Haut gebildet oder mit der Nahrung aufgenommen. Deshalb: Viel Bewegung draußen, und das Kind nicht komplett verhängen! Auch bei bewölktem Himmel gibt es normalerweise noch genug UV-Strahlen. Im Winter lässt die Pigmentierung der Haut nach, um mehr von den spärlichen UV-Strahlen durchzulassen. Besonders in der „dunklen Jahreszeit" sind Spaziergänge unter freiem Himmel wichtig, damit kein Defizit entsteht.

Wachsen: Während du nach der Geburt wieder in deinen früheren Körper zurückwächst, wächst dein Baby auf und davon. Und zwar in riesengroßen Schritten! Dabei wirst du feststellen, dass das Wachsen nicht kontinuierlich, sondern in Schüben passiert. So kann es vorkommen, dass die eine Woche „ganz normal“ verläuft, und es dann innerhalb von wenigen Stunden (meist über Nacht) zu Unsicherheiten (oft verbunden mit reichlich Meckerei oder gar Geschrei) kommt, weil Babys Hirn mal wieder „neu programmiert“ wurde und auch der restliche Körper in die Länge und Breite strebt. Für das Wachsen braucht das Kind reichlich Nahrungsnachschub, den es über teils sehr kleine Stillpausen zu sich nimmt und so die Muttermilchproduktion deutlich ankurbelt. Wundere dich also nicht, wenn die Nächte wieder einmal durchlöchert sind und mit der Säugerei die meiste Zeit der Nacht (und auch des Tages) verbracht wird. Dein Kind wächst – und das ist ein Grund zur Freude! Auch wenn diese im Zustand der Übermüdung schwer fällt. Achte besonders jetzt darauf, genug Schlaf abzubekommen, und verlege nicht notwendige Termine und Zeitfresser auf später (oder storniere sie gänzlich, falls möglich). Sei unbesorgt, diese Zeit geht vorbei. Hebamme Trude sagt immer: „Mit sechzehn schlafen sie bestimmt durch!“

Wickelkommode / Wickeltisch: Wusstest du, dass Stürze die häufigste Unfallursache bei Kindern unter 5 Jahren sind? Bei Babys gehören unter anderem Stürze vom berühmten „Wickeltisch“ dazu. Pass daher besonders gut auf, wenn du auf einem Wickeltisch wickelst, und behalte immer eine Hand am Kind. Auch kleine Babys können, zum Beispiel wenn sie sich erschrecken oder kürzlich einen Wachstumsschub hatten, unvorhergesehene Bewegungen machen und zur Seite kugeln bzw. rollen. Wenn du lieber auf die Anschaffung einer Wickelkommode verzichtest, kannst du zum Beispiel auch bodennah auf dem Teppich oder bequem auf dem Sofa oder im Bett wickeln. Achte auch bei den letzten beiden Wickelorten darauf, dass du immer eine Hand am Kind behältst. Unterwegs bieten sich, anstelle öffentlicher Wickelkommoden, solange das Kind noch sehr klein ist, der eigene Kinderwagen oder aber, mit größerem Kind und etwas mehr Übung, dein Schoß an.

Windelfreies Baby: Zugegeben, es erfordert Übung, die Ausscheidungssignale und -rhythmen deines Kindes wahrzunehmen und richtig zu interpretieren, sodass du auf das klassische Wickeln großteils verzichten kannst bzw. das Pieseln und Kackern an frischer Luft abfängst. Aber lass dich doch einfach mal auf dieses Abenteuer ein und besorg dir ein wirkungsvolles „Backup“ für kleinere und größere Unfälle.

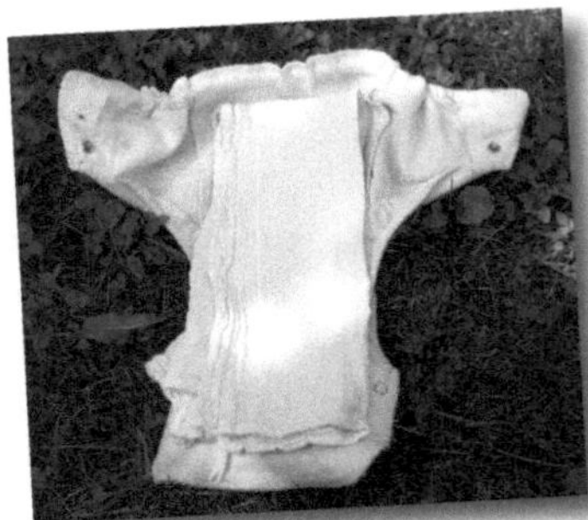

Dafür eignen sich Stoffeinlagen (Mullwindeln), darüber ein atmungsaktives und waschbares Wollfilz-Kletthöschen, das ein oder zwei Piesler nicht nach außen dringen lässt. Öffne die Backup-Hose deines Babys zum Beispiel nach dem Stillen und Aufwachen und gib dem Kind ein bestimmtes Signal, etwa „lulululu". Schon bald wirst du erste „Erfolge" verbuchen und merken, wie das freie Pieseln auch deinem Baby Freude bereitet und es (manchmal) sogar auf dich wartet, bis es offen pieseln kann. Beim Kackern ist es noch einfacher, Treffer zu erzielen, denn dein Baby strengt sich dafür in aller Regel ziemlich an und gibt vor dem großen Geschäft eindeutige Geräusche von sich. Du kannst dann auch das Höschen aufmachen und dem Baby durch etwas Beingymnastik (nimm die Beine und hebe sie etwas an, lege sie dann wieder vorsichtig ab) dabei helfen, seinen Darm in Schwung zu bekommen. Halte dir im Falle des Muttermilchstuhles ausreichend viele Tücher bereit, solange das Baby noch nicht über ein Töpfchen gehalten wird, denn es kann – vor allem bei einem Ausscheidungsrhythmus, der nur alle paar Tage einmal erfolgt – ziemlich viel stark gelb färbender Stuhl auf einmal kommen (fünf bis zehn größere Portionen mit gesamt ca. 100 g Gewicht). Übrigens ist es günstig, bei Interesse deinerseits so früh wie möglich mit dem Thema windelfrei zu beginnen. Babys zeigen nämlich, auch wenn man es ihnen vielleicht nicht zutrauen würde, in den ersten Lebenswochen noch sehr zuverlässig ihre Ausscheidungswünsche an. Danach haben sie sich an die Abgabe ihrer Exkremente in die eigene Hose gewöhnt und „wehren" sich nicht mehr so sehr dagegen. Das heißt, die Interpretation der Babysignale wird mit zunehmendem Alter schwieriger. Lies, wenn du magst, auch das humorvolle Kindersachbuch „Baby Lulu kann es schon!" zum Thema windelfrei mit weiterführenden Informationen für Erwachsene (edition riedenburg).

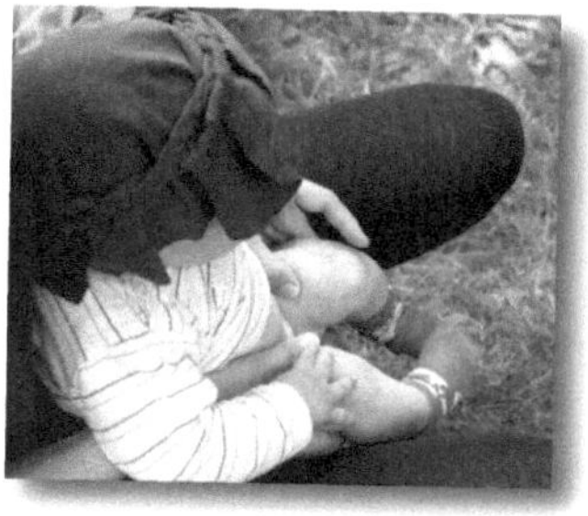

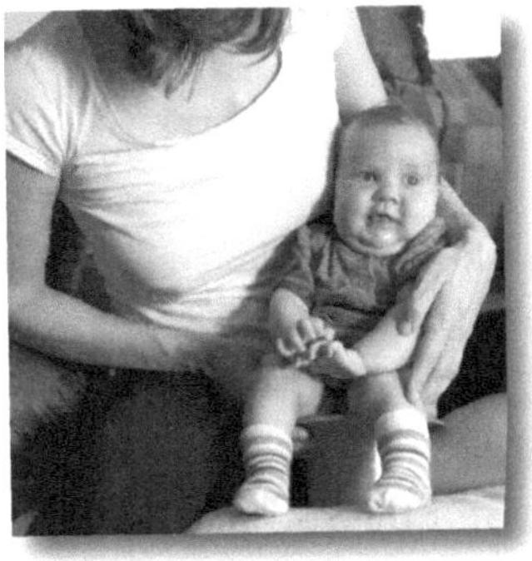

Wochenbett: Offiziell werden die ersten acht Wochen nach der Geburt als „Wochenbett" bezeichnet, und dieser Begriff kommt nicht von ungefähr. Du darfst dich als frische Mutter jederzeit in dem für dich passenden und umsetzbaren Maße erholen und hinlegen und brauchst dich nicht zu rechtfertigen, warum du noch nicht wie ein Hamster durch die Gegend wuselst. Lass es ruhig und bequem angehen, die Mutterzeit ist an und für sich schon überaus anstrengend! Beim Stillen im Liegen etwa kannst du Kräfte sammeln und dabei, falls in deiner Familienkonstellation erforderlich, auch Großkinder beaufsichtigen. Gönn deinem Körper die Zeit, die er braucht, um aus dem Wochenbett heraus in den vertikalen Alltag zurückzufinden. Ob das nun acht Wochen, etwas kürzer oder länger ist, wirst du für dich persönlich herausfinden. Die exakte Zeit der acht Wochen ist eher für die Wochengeld-Verrechnung durch die Krankenkasse von Bedeutung.

Wochenfluss: In der Zeit des Wochenflusses heilt die relativ große Wundfläche an der Innenwand der Gebärmutter ab, wo die Plazenta angehaftet war. Der Wochenfluss dauert, wie der Name schon sagt, etliche Wochen, und zwar von Frau zu Frau unterschiedlich lange. Meist ist der Wochenfluss in der ersten bis zweiten Woche nach der Geburt sehr stark und hier insbesondere in Verbindung mit schmerzhaften *Nachwehen* beim *Stillen* besonders heftig. Halte also bereits vor der Geburt ausreichend saugkräftige Einlagen für die Zeit des Wochenflusses bereit (Tampons bzw. Menstruationstassen sind anfangs eher weniger geeignet, vermutlich wirst du sie auch nicht anwenden wollen, weil sich dein Körper noch zu stark verändert anfühlt) und darüber hinaus bequeme Unterhosen, die nicht zwicken.

Wochenbettbetreuung durch die Hebamme: Erkundige dich am besten schon vor der Geburt bei deiner Krankenkasse, welche Art der Wochenbettbetreuung durch die Hebamme dir zu Hause zusteht. Aber auch wenn die von dir gewünschte Betreuung nicht vollends übernommen wird, solltest du dir in der Umstellungsphase nach der Geburt das für dich richtige Maß an Hebammenfürsorge gönnen und dafür in die private Tasche greifen. Hebammen sind dafür ausgebildet, dich in allen Dingen rund ums Baby zu unterstützen, und als frischgebackene Mutter wirst du vermutlich eine Menge Fragen haben, die deine Hebamme sehr gut beantworten kann. Auch ist es angenehm, im Frau-zu-Frau-Gespräch auf Augenhöhe zu kommunizieren und für Hausbesuche das eigene Zuhause nicht verlassen zu müssen. Unabhängig davon, wo die eigentliche Entbindung stattgefunden hat.

Wochenbettdepression: Die landläufig unter dem Begriff „Wochenbettdepression" geführte Verstimmungsphase von Müttern beschränkt sich nach Hausgeburten zumeist auf den berühmten „Heultag" (in der Woche nach der Geburt, wenn die reife Frauenmilch einschießt). Wenn du jedoch merkst, dass du darüber hinaus „leerläufst" und dir die Kraft für dich selbst und für dein Kind ausgeht, dann wende dich an deine Hebamme, TherapeutIn, ÄrztIn und sprich auch im privaten Umfeld über deine unbefriedigende Situation. Mutter zu werden und zu sein ist Hochleistungssport. Deshalb solltest du zunächst vor allem gut für dich selbst sorgen, deine Bedürfnisse kennen und wissen, wie du diese erfüllen kannst. Auf diese Weise hast du auch ausreichend Kraft und Motivation, die Bedürfnisse deines Kindes zu erspüren und zu erfüllen. Dein Kind wird auch das Un-Perfekte an dir lieben, also schraube – vor allem in der Anfangszeit – die Ansprüche an dich selbst herab und lass „Fünfe auch mal gerade" sein. Kümmere dich am besten schon vor der Geburt um Unterstützung im Haushalt / Alltag, vor allem dann, wenn schon größere Geschwisterkinder versorgt sein wollen und dein Partner auswärts arbeiten geht. Es gibt soziale Einrichtungen, die Unterstützungsangebote anbieten, und auch sogenannte „Mütterpflegerinnen" sind in einigen Städten aktiv. Erkundige dich rechtzeitig bei deiner Sozialversicherung, welche Leistungen sie übernimmt. Übrigens: Die meisten Hebammen bieten Wochenbett- und Stillbetreuung an, was jedoch nicht bedeutet, dass deine Hebamme für dich einkaufen, kochen oder putzen wird.

Wochenbettsuppe: Peter hat sie für Anna gekocht, und ihr könnt das auch. Eine stärkende Hühnersuppe stärkt nicht nur die Wöchnerin, sondern schmeckt auch lecker. Außerdem kann sie vorgekocht und eingefroren werden und ist so rasch verfügbar. Wähle ein Rezept, das dir schmeckt, oder probiere das folgende aus: 4 Liter kochendes Wasser plus 1 Esslöffel Thymian; 1 Stück Sellerie; 4 kleine Möhren (oder 2 Pastinaken); 4 Kartoffeln (oder 2 Süßkartoffeln); 1 Teelöffel Liebstöckel; 1 bis 2 Knoblauchzehen; 1 Stück frischer, geschälter Ingwer (ca. 1 bis 1,5 cm lang); 1 Prise Pfeffer; eine halbe Tasse schwarze Bohnen, die zuvor über Nacht eingeweicht und dann gründlich gewaschen wurden; ca. 2 Hühnerschenkel (bei viel Fett dieses entfernen) oder auch ein kleines Suppenhuhn. Die Suppe wird nach sorgfältigem Hinzufügen jeder Zutat für etwa vier Stunden zugedeckt auf kleinster Flamme gekocht. Nach dem Kochen werden die Inhaltsstoffe entfernt und nur die Essenz getrunken. Du kannst diese „Kraftsuppe" dreimal täglich warm in einer kleinen Schale einnehmen, entweder pur oder in Kombination mit etwas Getreide wie Reis, Hirse oder Amarant. Sollte die Suppe vorgekocht und eingefroren werden, muss sie nach dem Auftauen für wenigstens noch einmal zehn Minuten köcheln. (Danke für das Rezept an Heilpraktikerin Ruthild Schulze aus Berlin, Dozentin für Chinesische Medizin)

Zusammenwachsen: Nicht nur eventuelle Geburtsverletzungen heilen über Tage und Wochen aus, sondern auch die Bindung der Mutter zu ihrem Kind wächst nach und nach wie ein starkes Band zusammen. So die Theorie. Doch in der Praxis kommt oft nur sehr kurz die absolut unbeschwerte Baby-Zeit auf. Jede Mama – und auch jeder Papa – darf sich ehrlich eingestehen, dass es schwer ist (nicht nur dann, wenn das Baby im Tuch getragen wird ;-), von der Frau zur Mutter, vom Mann zum Papa und vom Paar zum Eltern-Paar zu werden. Das geht gewiss nicht über Nacht und hält nicht selten mehr Herausforderungen bereit als Belohnungsstrecken. Während viele Eltern die erste Zeit mit dem Kind als berauschend und überaus glücklich empfinden, so stellen sich – zum Beispiel aufgrund massiven Schlafmangels – nicht selten nach einigen Wochen Frust und Genervtheit ein. Doch halt! Bevor es zu Kurzschlusshandlungen kommt, sollten die „großen" Beteiligten das Schlafen an Nr. 1 der Wichtigkeit setzen und sich selbst auch nicht länger zu kurz kommen lassen. Auch ein relativ kleines, voll gestilltes Baby kann für einige Stunden von einer Vertrauensperson betreut werden, sodass Mama/Papa wieder einmal zur Ruhe und zu sich selbst finden. So gestärkt macht das Leben mit dem Neugeborenen bzw. Kleinkind auch wieder mehr Spaß.

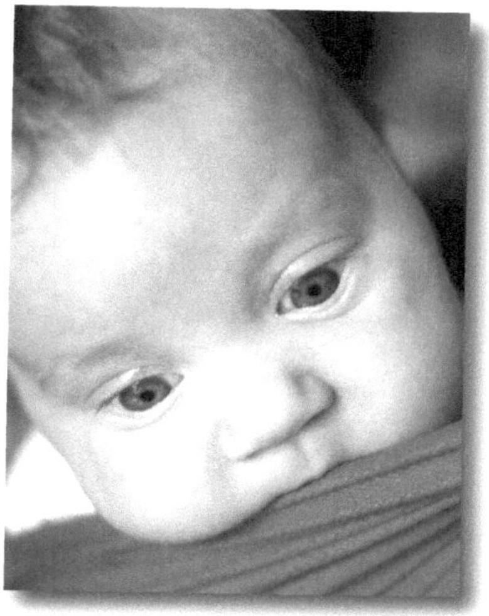

Noch mehr von Anna
und Autorin Caroline Oblasser

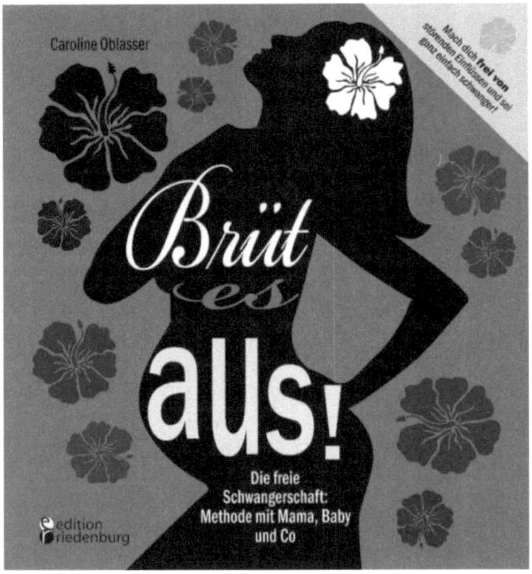

Brüt es aus!

Die freie Schwangerschaft:
Methode mit Mama, Baby und Co

Entdecke deine Schwangerschaft ganz einfach selbst und spüre intensiv hin zu jenem Leben, das Schritt für Schritt in dir heranwächst. Vom zarten Flügelschlag eines Schmetterlings bis zum kräftigen Fußtritt in deine Rippen wirst du erfahren, was es bedeutet, als voll funktionsfähige „Aufzuchtstation“ für ein neues Menschenkind zu fungieren.

Brüt es aus! Und dann erst lässt du es raus. So wie Anna, die selbstbestimmt und überaus selbstbewusst schwanger ist und teils recht außergewöhnliche Ansichten zu diesem Thema und der folgenden Zeit mit dem Baby hat. Begleitet wird sie dabei von ihrer Freundin Eva, ihrer Hebamme Trude und ihrem Mann Peter.

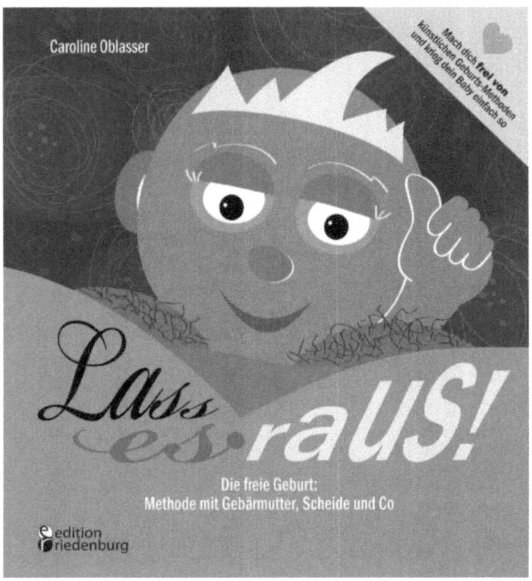

Lass es raus!

Die freie Geburt:
Methode mit Gebärmutter, Scheide und Co

Sei bedingungslos egoistisch, wenn es um die Erfüllung deiner Geburtswünsche geht! Du bist die Mutter, und nur du bekommst dein Kind – kein anderer Mensch auf dieser Welt. Es wird für dich und dein Kind eine große Herausforderung sein, die überaus enge, verwachsene Bindung zwischen euch zu lösen und das erste Mal überhaupt in eurem Leben getrennte Wege zu gehen.

Finde deinen eigenen Gebär-Rhythmus. So wie Anna, die ihr Wölfchen ganz natürlich zu Hause rauslässt.

Verlag edition riedenburg

editionriedenburg.at

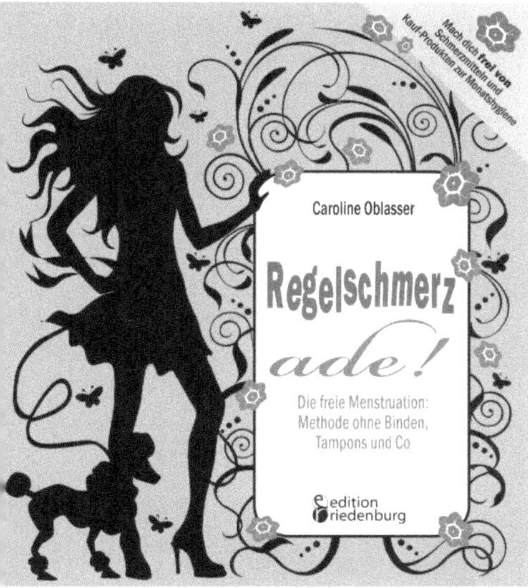

Regelschmerz ade!

Die freie Menstruation:
Methode ohne Binden, Tampons und Co

Mach dich frei von Schmerzmitteln und Kauf-Produkten zur Monatshygiene!

Dies ist ein Buch für alle Mädchen und Frauen, die auf regelmäßige Regelschmerzen und traditionelle Produkte zur Menstruationshygiene ganz einfach verzichten wollen.

Egal, ob du für deine Periode bislang Tampons, Binden oder Menstruationsbecher verwendet hast: Hier erfährst du rasch, wie du all das hinter dir lassen und deine Menstruationsflüssigkeit auf andere Weise wunschgemäß abfließen lassen kannst.

Begib dich auf eine Abenteuerreise ins Innere deines Körpers und finde heraus, wie du deinen Muttermund und deine Gebärmutter trainieren kannst. Wenn du im guten Dialog mit beiden bist, geben sie dir das ideale Maß an Spannung und Entspannung – während der Regel und in Zeiten der Lust.

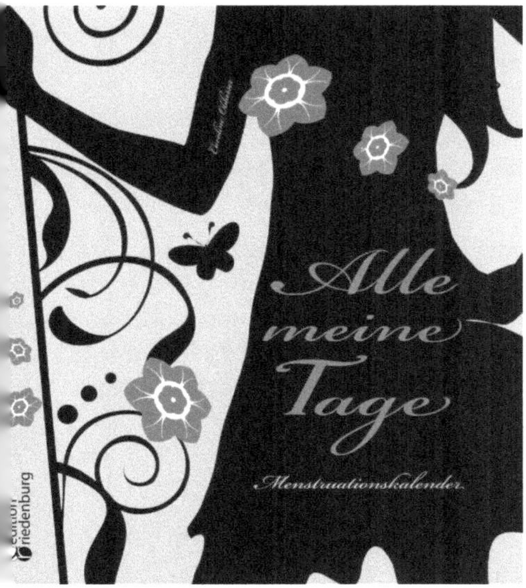

Alle meine Tage

Menstruationskalender

Das Führen eines Menstruationskalenders kann dir unkompliziert Auskunft darüber geben, wann in etwa die Regelblutung einsetzt.

Im Buch „Alle meine Tage“ kannst du deine nächsten 50 Zyklen schriftlich festhalten und gewinnst so eine schöne Übersicht über die zutiefst weiblichen Vorgänge in deinem Körper. Auch praktisch für Kinderwunsch oder Verhütung mittels NFP.

Noch mehr von Anna
und Autorin Caroline Oblasser

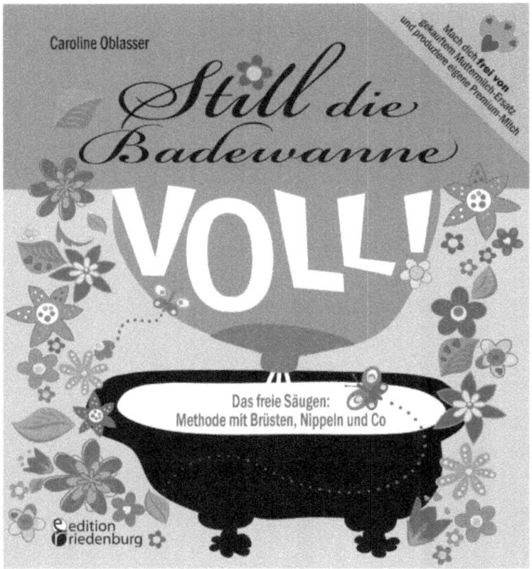

Still die Badewanne voll!

Das freie Säugen:
Methode mit Brüsten, Nippeln und Co

Mach dich frei von gekauftem Muttermilch-Ersatz und produziere eigene Premium-Milch!

Du möchtest wissen, was du mit deinen Brüsten so alles anstellen kannst? Wenn erst mal Milch drin ist, gibt‘s kein Halten mehr, denn du hast die besten Durchlauferhitzer der Welt eingebaut und dein Baby wird den Mund nicht voll genug kriegen können. Leg los und fang einfach an zu stillen!

So wie Anna, die zurückblickt auf ihre Zeit als Langstreckenstillerin und die durchaus schwierige Anfangsphase und ihrer Freundin Eva davon erzählt.

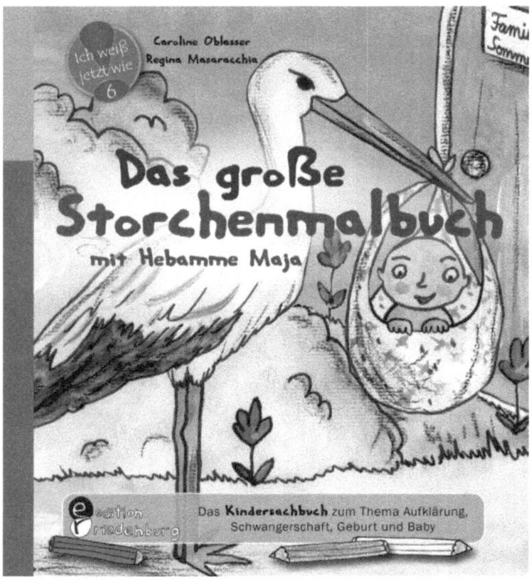

Für alle Kinder, die einfach noch mehr wissen wollen

Das große Storchenmalbuch mit Hebamme Maja

Das Kindersachbuch zum Thema Aufklärung, Schwangerschaft, Geburt und Baby

Möchtest du wissen, wie das Babymachen wirklich geht? Dann lass dir von Hebamme Maja erklären, was beim Sex geschieht und wann eine Frau schwanger werden kann. Was genau in der Schwangerschaft passiert, erzählt dir Hebamme Andrea. Rasch geht das erste Jahr mit Baby Nina vorbei, und das ist nicht nur für die Geschwister Paul und Sophie sehr aufregend.

Reihe „Ich weiß jetzt wie!“ Band 6
Mit Illustrationen von Regina Masaracchia

Verlag edition riedenburg
editionriedenburg.at

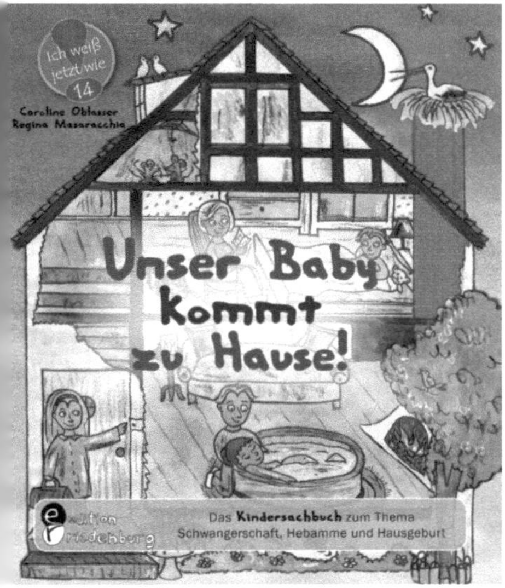

Unser Baby kommt zu Hause!

Das Kindersachbuch zum Thema Schwangerschaft, Hebamme und Hausgeburt

Melanie, die Mama des 7-jährigen Lukas, ist schwanger. Zum Glück lernt sie durch einen Zufall Hebamme Maja kennen, und schon bald steht für Melanie fest: Unser Baby wird zu Hause auf die Welt kommen! Mamas Hebamme besucht die Familie regelmäßig daheim, und Mama fühlt sich pudelwohl. Auch Papas Nervosität ist bald verflogen. Gemeinsam warten alle geduldig auf die Ankunft des neuen Geschwisterchens. Dann ist es endlich so weit: Mama bekommt Wehen, und die Geburt kann beginnen...

Reihe „Ich weiß jetzt wie!“ Band 14
Mit Illustrationen von Regina Masaracchia

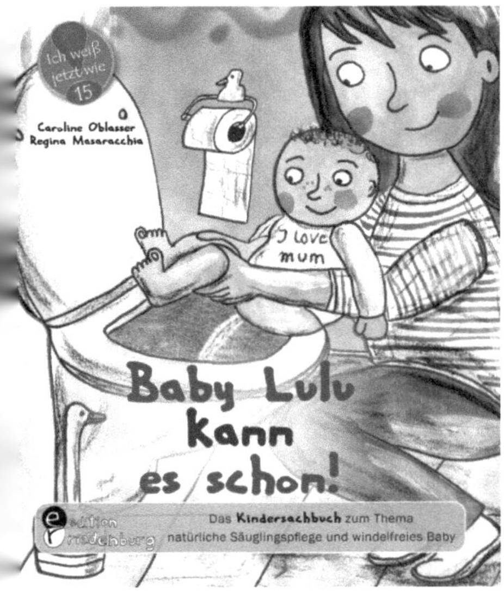

Baby Lulu kann es schon!

Das Kindersachbuch zum Thema natürliche Säuglingspflege und windelfreies Baby

Obwohl Papa Andi skeptisch ist, was windelfreie Babys angeht, besuchen Mama und Lukas schon vor Babys Geburt ein Windelfrei-Treffen. Dabei erleben sie unter anderem, wie schon ganz kleine Babys Pipi und Kacka ins Töpfchen machen. Als Melanies Baby Leonie dann zu Hause geboren ist, wird auch sie zu einem „Baby Lulu“ und darf von Anfang an auf den Topf. Das spart nicht nur Geld, sondern ist auch recht lustig – sogar dann, wenn es mal nicht so toll klappt wie erhofft.

Reihe „Ich weiß jetzt wie!“ Band 15
Mit Illustrationen von Regina Masaracchia